四川省中医药管理局项目（2021MS286）

消化道肿瘤防治手册

主　编：姚辉华　鲁遥恒　党　纯

副主编：宋　念　陈世君

编　者：

成都中医药大学附属中西医结合医院/
成都市中西医结合医院
姚辉华　鲁遥恒　宋　念　陈世君　张　聃　赵　建　陈星宇　李维炜
王　毅　陈　凯　刘　攀　谯　毅　许　杰　刘一锋　王新源　赵雨娉
宋珊珊　胡蝶蝶　周　静　章顶立

四川大学华西医院华西医学期刊出版社
党　纯

西南交通大学附属医院/成都市第三人民医院
杨华武　李悦嘉

电子科技大学医学院附属肿瘤医院/四川省肿瘤医院
赵法之

哈尔滨医科大学附属第二医院
李　千

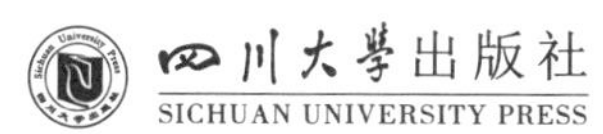

四川大学出版社
SICHUAN UNIVERSITY PRESS

图书在版编目（CIP）数据

消化道肿瘤防治手册 / 姚辉华，鲁遥恒，党纯主编. — 成都：四川大学出版社，2022.6
ISBN 978-7-5690-5535-1

Ⅰ. ①消… Ⅱ. ①姚… ②鲁… ③党… Ⅲ. ①消化系肿瘤－防治－手册 Ⅳ. ①R735-62

中国版本图书馆 CIP 数据核字（2022）第 111880 号

书　　名：消化道肿瘤防治手册
　　　　　Xiaohuadao Zhongliu Fangzhi Shouce
主　　编：姚辉华　鲁遥恒　党　纯

选题策划：许　奕
责任编辑：许　奕
责任校对：周　艳
装帧设计：党　纯　璞信文化
插　　画：党　纯
责任印制：王　炜

出版发行：四川大学出版社有限责任公司
　　　　　地址：成都市一环路南一段 24 号（610065）
　　　　　电话：（028）85408311（发行部）、85400276（总编室）
　　　　　电子邮箱：scupress@vip.163.com
　　　　　网址：https://press.scu.edu.cn
印前制作：四川胜翔数码印务设计有限公司
印刷装订：四川盛图彩色印刷有限公司

成品尺寸：148mm×210mm
印　　张：4
字　　数：81 千字

版　　次：2022 年 7 月 第 1 版
印　　次：2022 年 7 月 第 1 次印刷
定　　价：32.00 元

四川大学出版社
微信公众号

前言

肿瘤是危害公众健康、导致个体死亡的一大因素。多种消化道恶性肿瘤在全世界的发病率和死亡率均较高。随着医学科学技术的快速发展，新的治疗手段越来越多地运用于临床。而这使得临床医生和大众存在越来越大的认知上的“分歧”，也增加了医生和患者之间的沟通困难。

本书参考了《临床肿瘤学》（人民军医出版社，第5版）、《消化系统疾病》（人民卫生出版社，第1版）、《肿瘤学概论》（人民卫生出版社，第2版）、《中国临床肿瘤学会（CSCO）常见恶性肿瘤诊疗指南2021》（人民卫生出版社，第1版）、《哈里森肿瘤学手册》（科学出版社，第2版）、《消化道肿瘤诊断与治疗》（人民卫生出版社，第1版）等书籍。

本书首先介绍了消化道肿瘤的定义、常用检查项目以及常见治疗手段等基本知识，然后分别介绍了食管、胃、结肠、直肠等器官的解剖结构，讲解消化道常见肿瘤的诊断标准、分级分期、内镜治疗、传统术式、微创外科、化学药物治疗、放射治疗和前沿进展等医学知识。

在图书内容的编排上，我们尽量突出实用性、科学性和生动性，以图文并茂的方式形象生动地介绍了多种常见消化道肿瘤诊治、康复过程中的医学知识。

尽管我们以严谨治学、精益求精的态度进行编写，但书中仍难免有疏漏之处，望广大读者不吝指正。

编者
2022年6月

目录

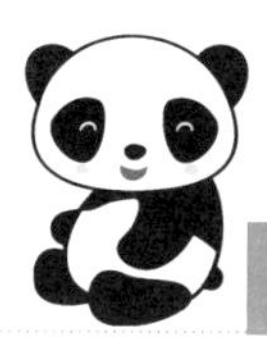

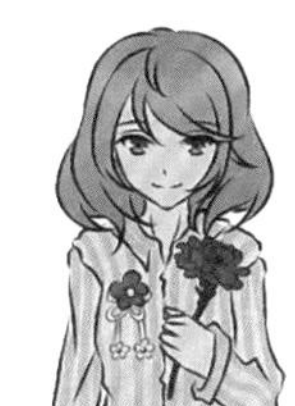

第一章 肿瘤总论

一、了解我们的消化道

（一）消化道的构成

消化道又称消化管，由口腔、咽、食管、胃、小肠（十二指肠、空肠和回肠）和大肠（盲肠、阑尾、结肠、直肠和肛管）构成。消化道的各个部位有不同的功能且形态各异。通常情况下，我们把从口腔到十二指肠的这部分管道称为上消化道，空肠至肛门的部分称为下消化道。食物在口腔经过充分咀嚼后，通过食管进入胃；在胃内短暂停留进行混合、初步消化，形成食糜后，进入小肠和大肠中被充分消化和吸收，不能吸收的部分会形成粪便经肛门排至体外（图1-1）。接下来我们就来探秘这神奇的消化道吧！

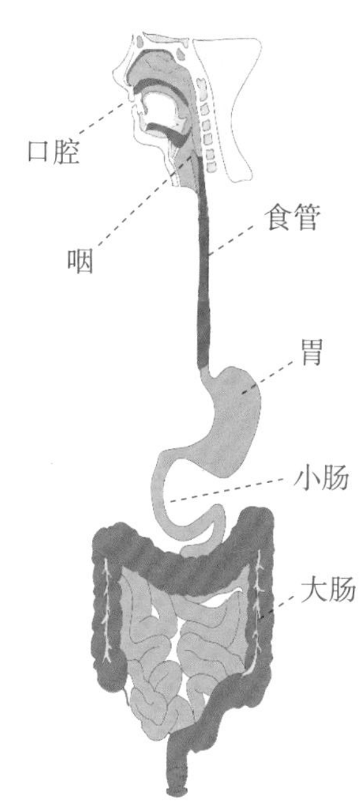

图1-1 消化道结构示意图

（二）消化道各部位简介

1. 食管

食管是长约25cm的狭长管道，伴随食管的规律蠕动，食物可以被逐渐往下推行。食管可以分为颈部、胸部和腹部三段。食管的三个生理性狭窄部位是食管异物滞留和食管癌的好发部位。第一处在食管起始处，第二处位于左主支气管后方与食管交叉处，第三处是食管穿过膈的食管裂孔处。

2. 胃

胃就像一个容器，入口叫作贲门，上接食管，出口叫作幽门，与十二指肠相连。贲门和幽门内都有括约肌，食物需要通过的时候，括约肌才会舒张，这样可以有效地防止食物直接反向流动。胃左侧弧度较大，称为大弯，右侧弧度较小，称为小弯。胃可以暂时储存食物，胃液可以杀灭食物中含有的细菌等微生物，也有助于消化食物。胃结构示意图见图1–2。

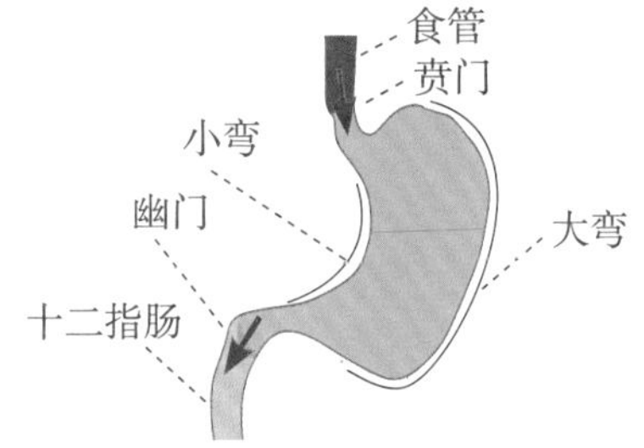

图1–2　胃结构示意图

3. 小肠

小肠是消化吸收的主要场所，由十二指肠、空肠和回肠三部分组成。小肠全长可达6m，肠壁内侧面有很多环形皱襞，皱襞上有很多肠绒毛，可以最大限度地增加小肠的表面积。小肠还可以接收胃液、胆汁及胰液等消化液，并将其与食物充分混合。多种不同的因素共同作用使食物在小肠中消化吸收更充分。

4. 大肠

大肠由盲肠、阑尾、结肠、直肠和肛管这几部分组成。盲肠是大肠的起始部分，在盲肠的侧壁有一个外形酷似“蚯蚓”的器官，这便是大众所熟悉的阑尾。盲肠延续为结肠。结肠围绕在小肠周围。从小肠运送而来的食物残渣首先进入盲肠，而后会在升结肠上行到横结肠，逐步通过降结肠、乙状结肠及直肠，变为粪便等待排出。大肠会吸收水分、维生素和盐分，逐渐将食物残渣转化为软硬适中的固体粪便，最终从肛门排至体外（图1–3）。

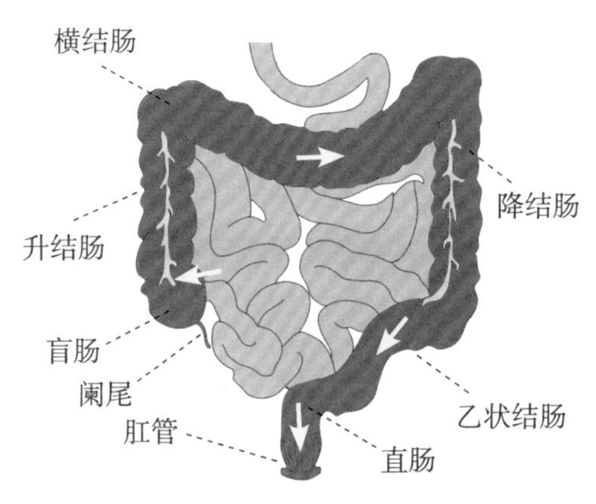

图1–3　大肠结构示意图

二、肿瘤的命名和分类

肿瘤的种类非常复杂，依照肿瘤的病理学特征、是否有侵犯周围组织的能力、肿瘤的危害和影响等因素，我们可以将肿瘤分为良性肿瘤、交界性肿瘤和恶性肿瘤。过去我们通常用肿瘤位置加上肿瘤的组织学类型来命名，如食管鳞状细胞癌和胃窦腺癌等。随着医学的发展，现在肿瘤的命名通常包含免疫组织化学、分子遗传表象等多词组的修饰，如HER2阴性胃窦腺癌。

良性肿瘤一般指无浸润和转移能力的肿瘤。交界性肿瘤是一种介于良性和恶性之间的肿瘤，其组织形态和生物学行为介于良性与恶性之间，也称为中间性（或中间型）肿瘤。恶性肿瘤具有细胞分化和增殖异常、生长失去控制、浸润性和转移性等生物学特征。起源于间叶组织的恶性肿瘤统称为肉瘤。但也有少数恶性肿瘤不按上述原则命名，如肾母细胞瘤、恶性畸胎瘤等。一般人们所说的“癌”，习惯上泛指所有恶性肿瘤。不同类型的消化道肿瘤示意图见图1–4。

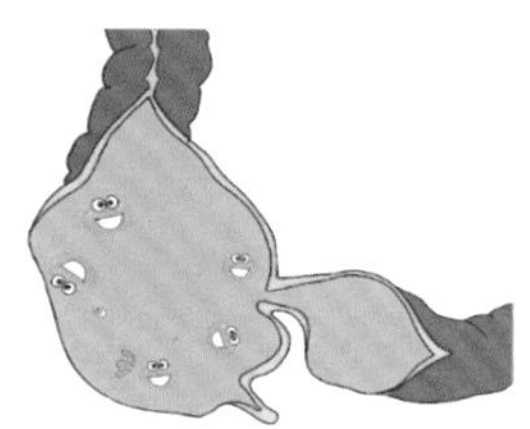
A. 肠道良性肿瘤

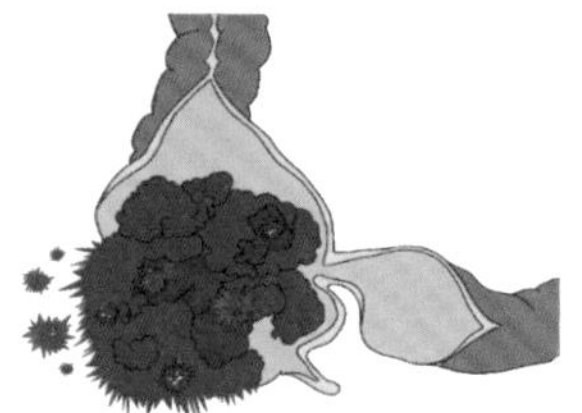
B. 肠道恶性肿瘤

图1–4　不同类型的消化道肿瘤示意图

（一）良性肿瘤

1. 肿瘤的性质及生物学行为

良性肿瘤的细胞分化成熟度高，接近人体正常细胞。良性肿瘤仅在局部生长，在发生的器官或组织缓慢生长（膨胀性生长）。良性肿瘤一般仅对周围正常组织产生推移挤压作用。其周围组织有包膜相隔，界限分明，很少发生转移及外侵。

2. 肿瘤的表现

良性肿瘤的临床表现通常较少，症状较轻，瘤体多呈球形、结节状等。良性肿瘤周围常形成包膜，推之可移动。只有较大的肿瘤会因压迫引起临床症状。

3. 治疗措施

手术根治性切除多可治愈良性肿瘤。手术时容易切除干净，很少复发。

4. 对人体的危害

良性肿瘤通常对机体破坏较小，一般不会导致死亡。

（二）恶性肿瘤

1. 肿瘤的性质及生物学行为

恶性肿瘤细胞分化程度差，有的甚至没有分化。肿瘤细胞的形态与发生处的正常组织细胞相差甚远。其生长速度较迅速（浸润性生长）。肿瘤组织与周围正常组织无明显界限。瘤体表面常有许多“蟹足”样瘤组织散在周围正常组织中。恶性肿瘤不仅会在局部无序生长，而且还具有侵袭性，可发生远处转移。

2. 消化道恶性肿瘤的表现

消化道恶性肿瘤因为原发病灶的快速生长以及肿瘤转移外侵，常常会引起一系列临床表现，如不明原因的消瘦、上腹疼痛、恶心、呕吐及腹部包块等。

3. 治疗措施

恶性肿瘤往往需要多种手段协同治疗，如手术治疗、放射治疗（简称放疗）、化学药物治疗（简称化疗）等。就算手术已经完整地切除了恶性肿瘤，部分患者仍有复发的可能性。

4. 对人体的危害

恶性肿瘤目前是导致人类死亡的一类重要的疾病。

（三）交界性肿瘤

交界性肿瘤是一种低度潜在恶性肿瘤，显微镜下可观察到肿瘤细胞的形态介于良性和恶性之间。它同时具有良性肿瘤和恶性肿瘤的一些特征，如类似良性肿瘤，生长缓慢，但其又可以像恶性肿瘤一样发生转移，只不过转移率较低。如果良性肿瘤代表“好人”，恶性肿瘤代表“坏人”，那么交界性肿瘤就是“好人”变为“坏人”的中间过渡阶段，其既有“好人”的特征，又有“坏人”的特征，最后可以变为“坏人”，即恶性肿瘤，所以不可以忽视。

良性肿瘤是否会恶变呢?

虽然大部分的良性肿瘤不会恶变，但我们仍然需要重视，定期复查和及时处理。如肠内的腺瘤，如果不及时摘除，在长期慢性刺激下可能发生癌变。胰腺的黏液性囊腺瘤是良性肿瘤，但也具有高度恶变的倾向，一旦发现需要及时手术切除。良性肿瘤应该按照专科医生的指导治疗。

（四）恶性肿瘤的转移方式

恶性肿瘤的多种转移方式见图1–5。

1. 直接浸润

恶性肿瘤细胞具有向周围组织直接浸润的能力。

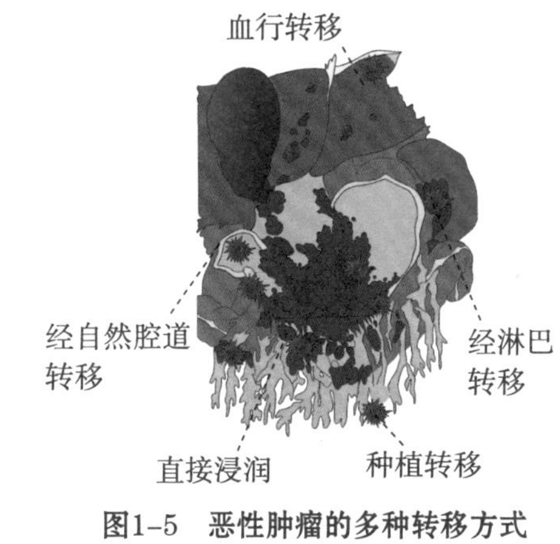

图1–5　恶性肿瘤的多种转移方式

2. 经淋巴转移

恶性肿瘤细胞可以穿入淋巴管，随淋巴液进入淋巴结。在淋巴结内，部分肿瘤细胞会被免疫细胞吞噬，但残存的肿瘤细胞可以不断增殖并继续向上一级淋巴结转移。

3. 血行转移

恶性肿瘤细胞可以侵入血管，顺着血液流动进入不同的器官，直至遍布全身。起源于不通器官的恶性肿瘤血行转移有一定的特异性。结直肠癌更易经血行转移至肝，乳腺癌较易转移至肺、肝等器官。

4. 种植转移

多种消化道恶性肿瘤在突破浆膜后，恶性肿瘤细胞可以落入腹膜腔，引起大网膜、卵巢、子宫及腹膜转移，广泛的转移还可以导致癌性腹水。

5. 经自然腔道转移

多种消化道恶性肿瘤细胞可以经自然腔道转移，即恶性肿瘤细胞从原发灶脱落，顺着消化道在原发灶外的肠管上增殖生长。

肿瘤的预后都很差吗？

很多人一听到自己或者家人身患肿瘤就会感到“天崩地裂”，内心充满绝望。然而，绝大部分良性肿瘤的预后较好，及时接受治疗后多数不会影响寿命。交界性肿瘤及时就医，预后也较好。恶性肿瘤的病理类型、生长部位和分期不同，预后有很大差异。随着医疗技术的进步，中晚期肿瘤患者在接受正规治疗后，生存率和生存时间有了明显的提高。

三、肿瘤相关基因

大量研究已经证实，可能导致肿瘤的原因繁多且复杂。目前较多专家和学者认为，在多种内因与外因长期共同作用下，机体细胞的多种基因发生改变，细胞逐渐异常增生，最终形成肿瘤。外因包括化学因素、物理因素及生物因素等环境因素。内因包括个体遗传因素、年龄、免疫情况、性别和营养状况等个体特征，个体遗传因素通常被认为是肿瘤在分子水平最直接的病因。虽然都处于一样的生活环境中，饮食也差不多，但是由于个体差异，每个人得肿瘤的概率是不相同的。

（一）癌基因

癌基因是一类存在于病毒或者细胞基因组中，可通过调控使正常细胞变为恶性细胞的基因。有些人觉得，“癌基因就是坏的基因”“只有得癌症的人才有，正常人没有这种基因”。其实不然，每个人体内都有癌基因，只是正常情况下细胞中的癌基因在非激活状态，被称为原癌基因。原癌基因是非常稳定的，其表达产物还可以参与正常细胞的增殖和分化等过程，但是在环境致癌因素的影响下，原癌基因被激活为有转化活性的癌基因，会引起细胞癌变。比如原癌基因就像个“好孩子”，每天开心地生活着，有一天外界环境发生了变化，受外界影响，这个“好孩子”开始学坏了，变为一个“坏孩子”（激活后的癌基因），开始去做一些坏事。

（二）抑癌基因

抑癌基因又称抗癌基因，在正常细胞中可以抑制细胞的增殖，促进细胞的分化，其产物可以抑制肿瘤。抑癌基因缺失或者失活会导致细胞增殖失控，从而导致肿瘤形成。

（三）其他肿瘤相关基因

1. 错配修复基因

机体细胞中的DNA受到各种影响，发生突变，这时需要DNA修复系统进行修复。这个任务主要由错配修复基因表达的蛋白完成。如果该基因发生突变，不能完成修复任务，那么某些原癌基因和抑癌基因在突变后可以累积在细胞中，最终导致肿瘤。这些DNA的突变就像车出了点小问题，如“发动机有点问题”“轮胎有点漏气”，如果能修理好，车还是像以前一样正常行驶。错配修复基因就是修理工。但如果修理工没能修好，问题就越来越多，有一天车就没办法开了，就相当于肿瘤最后长起来了，成团块了。

2. 代谢酶基因多态性

环境中有许多化学致癌物，这些物质进入机体后，并非直接对人体产生危害，诱发癌症，而是需要经过多种代谢酶的生物转化作用。这些酶包括参与致癌物活化过程的酶和参与致癌物解毒代谢过程的酶。人体中也存在解毒的酶。体内的前致癌物能否形成终致癌物，然后启动对器官的致癌作用，是由这两种代谢酶“解毒”和“致毒”之间的平衡作用决定的。酶活性的个体差异非常大，这也是一种影响肿瘤易感性的因素。有些人解毒代谢的酶活性强，有些人解毒代谢的酶活性弱，这属于个体差异。

（四）肿瘤相关基因的共同作用

如果原癌基因经过内因和外因的作用，被激活形成癌基因，细胞促增殖的作用就会无限制放大，正常细胞会变为癌细胞（图1–6）。如果抑癌基因缺失，也就是抑制细胞的增殖功能缺失，癌细胞会无限制增殖。原癌基因与抑癌基因的平衡被打破后，肿瘤细胞增殖。这种关系像物理学的正负关系，两者处于平衡状态才能维持机体的健康，一旦这种平衡被打破，原癌基因如果被激活形成癌基因，或者抑癌基因缺失，就会对人体造成很大的影响，导致细胞癌变。如上文所述，原癌基因可以在各种因素下激活，从“好孩子”变为“坏孩子”，抑癌基因就像“家长”“老师”，会教导“孩子”，防止“好孩子”变为“坏孩子”。“家长”“老师”没有去教导“孩子”（抑癌基因缺失），“坏孩子”就会越来越多，即从单个的肿瘤细胞最后发展为肿瘤团块。

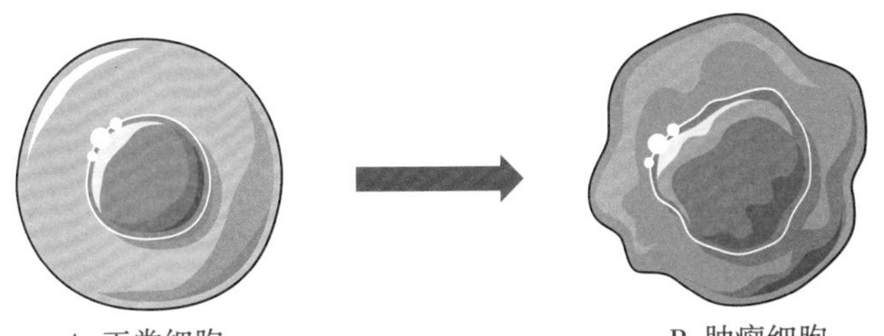

图1-6　正常细胞恶化成肿瘤细胞

四、肿瘤的危险因素

很多因素可以参与肿瘤的发展过程，主要包括环境因素和个体内在因素。环境因素包含化学因素、物理因素、生物因素，人们主要在工作或生活中接触到。个体内在因素主要包括遗传和表观遗传因素（基因组因素），这取决于个体的身体素质。各种环境因素作用于机体，通过与个体内在因素的相互作用，可引起细胞遗传学改变，最终导致肿瘤的发生。

（一）环境因素

1. 化学因素

能够引起肿瘤的化学物质统称为化学致癌物，主要包括烷剂类、芳香胺和多环芳羟类等。这些化合物有的是天然存在的，有的是人工合成的，可以污染空气、水和食物。

2. 物理因素

物理因素包括电离辐射、紫外线辐射及某些矿物纤维（如石棉）。天然的射线主要来自岩石、建筑材料等。人源性辐射多来源于医源性影像检查、肿瘤放疗等。与电离辐射相关的肿瘤主要包括白血病、皮肤癌、肺癌和甲状腺癌等。长期暴露于一定的辐射量可致癌，偶尔的小剂量辐射并不会有太大的危害。也不是所有的辐射都有危害，比如电脑、手机的辐射都是在安全范围内的，无需对此过度紧张。紫外线的UVB波段与皮肤癌相关，皮肤色浅的白种人更易受到紫外线伤害，患皮肤癌的风险较高。暴露于石棉可引发恶性肿瘤，常见肺癌、恶性间皮瘤和胃肠道肿瘤。

3. 生物因素

生物因素示意图见图1–7。

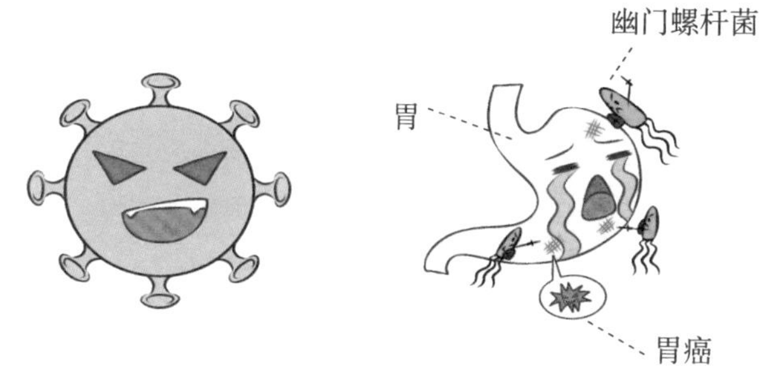

A. HPV示意图　　B. 幽门螺杆菌导致胃癌示意图

图1–7　生物因素示意图

（1）致癌性病毒：分为DNA病毒与RNA病毒。目前研究发现与肿瘤发生密切相关的DNA病毒有很多，包括乙型肝炎病毒（hepatitis B virus，HBV）、丙型肝炎病毒（hepatitis C virus，HCV）、人乳头瘤病毒（human papilloma virus，HPV）和EB病毒（Epstein-Barr virus，EBV）等。HBV、HCV与肝癌发生有关，HPV与宫颈癌发生有关，EBV与鼻咽癌和Burkitt淋巴瘤发生相关。乙型肝炎疫苗已经在我国广泛接种许多年，大大减少了由乙型肝炎致癌的患者。HPV疫苗逐渐开始普及。人类疱疹病毒（human herpus virus，HHV）与Kaposi病毒等RNA病毒与肿瘤发生密切相关，人类T淋巴细胞白血病Ⅰ型病毒与成人T细胞白血病/淋巴瘤相关。

（2）细菌或寄生虫：幽门螺杆菌感染与胃癌的发生相关。一些种类的血吸虫与胆管癌、膀胱癌以及结直肠癌等恶性肿瘤的发生密切相关。幽门螺杆菌主要通过感染者长期密切接触，使用不洁的餐具，直接口对口喂食/接触等感染。建议在外面吃饭时，选择消毒餐具，使用公筷等。血吸虫主要通过接触疫水感染。建议不要在湖泊、河流中游泳、洗脚和洗衣服等。湖泊、河流中养殖的鱼、虾及钉螺等易被血吸虫寄生，家禽可能因为饮水而感染血吸虫。注意避免生食肉类，煮熟加工后再食用。

（3）生活方式危险因素：近年来，肿瘤流行病学研究发现多种不良生活方式和肿瘤的发生相关，包括不良饮食习惯、肥胖、吸烟（主动或被动吸烟）、饮酒、运动缺乏和慢性感染等。

（二）基因组因素

尽管大多数肿瘤都与环境因素相关，但是暴露于同样环境因素的人，仅有少数人患肿瘤，这种差异与个人的遗传因素、免疫状态和营养状态等有关。环境因素是肿瘤发生的始动因素，个人内在易感因素是基础，两者相互作用，可引起细胞癌变。

1. 家族遗传性肿瘤

一些恶性肿瘤的发生有家族聚集现象，即特定的肿瘤发生率在家族人群中显著增加。遗传性肿瘤和散发性肿瘤相比，有如下特点：家族成员患某种肿瘤的风险显著高于普通人群；肿瘤发病年龄低于一般人群；原发肿瘤常有多处，成对的器官也可以双侧受累，如双侧乳腺癌；可伴有其他罕见的遗传性疾病；基因测序可检测出致病性基因突变等。

2. 散发性肿瘤

大多数常见肿瘤并非家族遗传性的，散发性肿瘤的遗传易感因素目前尚未完全阐明。每个人的基因组有很多细微的差异。肿瘤涉及的基因众多，机制较复杂，未来仍需更多深入的研究。

五、常见的辅助检查

肿瘤患者就诊时可能会接受许多检查。然而，检查类别纷杂，患者及家属常常不懂为什么要做这些检查。本节对肿瘤患者或高危人群所需要的常见相关检查做简单介绍。

（一）实验室检查

实验室检查通常是指采集人的各种标本送实验室进行的检查，通常包括血液检查、尿液检查、粪便检查以及其他标本的实验室检查。常见的肿瘤相关实验室检查如下。

1. 血常规

血常规是最基本的血液检验项目。血常规检验的是血液的细胞部分。血液有多种不同功能的细胞：红细胞、白细胞、血小板等。观察血液内各种细胞的数量变化及形态有助于疾病的诊断。

2. 生化检查

生化检查主要包括肝功能、肾功能和电解质等的检查。肝功能检查项目较多，主要包括各种转氨酶、乳酸脱氢酶、胆红素、白蛋白和球蛋白等。肾功能检查项目主要包括尿素氮、尿酸、血肌酐等。电解质检查主要检测血内电解质的水平，包括钠离子、钾离子、氯离子、钙离子等。

3. 输血前多项检查

输血前多项检查主要包括对乙型肝炎、丙型肝炎、梅毒和艾滋病等的感控检查。

4. 血型检查

血型包括ABO血型和Rh血型等。在手术前，医院会备血，以备手术出现大出血等突发情况，需要紧急输血。输血前需了解患者的血型，尤其是Rh血型。因为Rh血型有阴性和阳性两种，Rh阴性非常少，就是大家常说的“熊猫血”。

5. 尿常规

尿常规是临床上的常规检查项目。尿液可以反映机体的代谢状态，是很多疾病的诊断指标。

6. 大便检查

大便检查一般包括粪便性状、幽门螺杆菌、粪便白细胞、粪便红细胞、粪便颜色、粪寄生虫卵、大便隐血等。大便检查不仅可以了解消化道有无细菌、病毒及寄生虫感染，还可以及早发现胃肠炎、肝病，也可用于消化道肿瘤的诊断筛查。在没有任何症状前，增生的组织通常会渗出少量血液，血液进入大便中被排出。大便隐血试验可检测出大便中的少量血液成分。多次、持续大便隐血试验阳性，提示消化道慢性出血，应进一步检查，警惕胃肠道肿瘤。

7. 凝血检查

凝血检查包括凝血酶原时间测定（PT）、活化部分凝血酶原时间测定（APTT）、凝血酶时间测定（TT）、纤维蛋白原浓度测定（FBG）等，可以评估患者的凝血功能。凝血检查对患病全程都非常重要。

8. 肿瘤标志物检查

肿瘤标志物是指特征性常存在于恶性肿瘤细胞或由恶性肿瘤细胞异常产生的物质，或是机体对肿瘤的刺激反应而产生的物质。肿瘤标志物能反映肿瘤的发生发展，监测肿瘤对治疗的反应。肿瘤标志物可以辅助诊断肿瘤，但是大多数肿瘤标志物特异性不强，医生会根据具体情况为不同的患者选择多种肿瘤标志物检查来辅助诊断。肿瘤标志物主要包括酶类、激素类、胚胎抗原类、特殊蛋白类、糖蛋白类、肿瘤相关病毒类、基因及产物类等。

（1）酶类：在肿瘤发生发展过程中，酶的活性或者表达会出现异常改变，或酶出现异位改变，从而形成酶类肿瘤标志物。该类标志物分布广泛，涉及全身多种酶类，敏感性高，但特异性差，目前主要用于肿瘤治疗的疗效和预后的监测。常见的有碱性磷酸酶、神经元特异性烯醇化酶等。

（2）激素类：当体内具有内分泌激素功能的细胞发生癌变时，就会使分泌的激素量发生变化。常见的有降钙素、人绒毛膜促性腺激素（HCG）等。

（3）胚胎抗原类：在正常情况下，此类物质只在胎儿时期存在，成年后合成和分泌停止。但恶性肿瘤患者体内这类胚胎抗原会重新出现，以甲胎蛋白（AFP）和癌胚抗原（CEA）最常见。

（4）特殊蛋白类：大多数实体瘤是从上皮细胞衍生而来，当肿瘤细胞快速增殖和分化时，一些在正常组织中表达的细胞成分大量出现，成为肿瘤标志物，如细胞角蛋白、铁蛋白和鳞状细胞癌抗原等。

（5）糖蛋白类：位于肿瘤细胞表面或由肿瘤细胞所分泌的一种糖蛋白类物质，如CA125、CA19–9、CA72–4、CA15–3等。

（6）肿瘤相关病毒类：某些特异的病毒感染和肿瘤的发生发展密切相关，如EBV、HPV和肝炎病毒等。

（7）基因及产物类：肿瘤是一类基因性疾病，其发生发展、转移和耐药与体内原癌基因、抑癌基因、肿瘤转移及耐药相关基因、DNA错配修复基因的突变和异常表达密切相关。原癌基因包括*RAS*基因、*MYC*基因、*C-ERBB*基因家族等。抑癌基因包括*P53*基因、*RB1*基因等。DNA错配修复基因包括*BRCA1*基因和*BRCA2*基因、*ERCC1*基因等。转移相关基因包括*MTA-1*基因、*VEGF*基因、*WDNM*基因、*MTSL*基因等。耐药相关基因包括多药耐药基因、*MRP*基因等。

（二）影像学检查

影像学检查包括X线检查、CT检查、磁共振检查（MRI）、放射性核素显像和超声成像（US）等。不同的影像学检查有各自的特点，不同肿瘤的解剖部位和组织类型不同，在诊治过程中选用的影像学检查不同。本节对各种不同的影像学检查进行简单介绍。

1. X线检查

X线检查是大家非常熟悉的一种检查手段，在各种不同疾病的诊治过程中应用非常普遍。X线检查对组织显像清晰度低，对比度相对较差，细微的结构无法辨认。且辐射对人体有危害，孕妇和其他特殊人群应遵医嘱选择。

2. CT检查

普通X线片是单独的二维图像。CT检查是用X线束对人体某部位一定厚度的层面进行扫描并转化为图像。CT检查为横断面检查，对病变显示更加全面，具有高密度分辨率，可显示出有密度改变的细微病变。CT检查通常可以分为普通CT检查和CT增强扫描。CT增强扫描指应用血管内对比剂后进行的扫描。最常见的是经静脉注入含碘有机化合物制成的造影剂后进行多次CT扫描，对不同组织、不同时间的血流灌注状态进行检查。然而，CT检查通常难以发现密度基本没有变化、体积非常小的病变，或局限于细胞水平的早期病变；且患者身体的运动和金属植入物容易产生伪影，影响诊断。CT检查也有电离辐射，孕妇和其他特殊人群应遵医嘱选择。

3.MRI

MRI是临床常用的一种检查手段，是利用射频脉冲终止后，将氢质子所产生的射频信号接收、空间编码和转换后形成图像的一种技术。MRI无电离辐射，无创伤，MRI图像信息较丰富，不同组织信号强度差别明显，有利于诊断病变。然而，MRI对骨骼、钙化灶等结构显示不佳。扫描时间较长，有的患者在机器中难以耐受。设备和检查费用相对较高。MRI包括常规MRI、磁共振增强扫描和磁共振功能成像。常规MRI是最基本的MRI；磁共振增强扫描可经静脉注射引入不同的对比剂后进行增强扫描；磁共振功能成像通过检测组织中的水分子运动状态以反映组织的结构特点，提高肿瘤诊断的敏感性。

体内有金属植入物，可以做MRI吗？

医生通常会告诉大家：不能携带金属物品进行MRI，比如手机、手表、项链、金属皮带和金属牙套等。然而，如果有无法直接取掉的金属植入物，如金属的避孕环、心脏支架、骨折后内固定的钉子等，是否能接受MRI呢？目前有很多研究表明，如果植入物属于抗磁性金属（如纯钛、钛合金），是能施行常规MRI的。我们需要在做检查前仔细询问以前安置植入物的医生，明确植入物的性质以及必要性，在确保安全的前提下进行MRI。

4. 超声成像

超声成像通过探头把超声波定向发射到人体内，超声波可在传导过程中遇到不同的组织界面后反射或散射形成回声。超声多普勒成像可观察到组织和血管的血流状态；超声造影可动态观察到病灶的血流动力学情况，有助于肿瘤的定性诊断；超声引导下的穿刺活检可获得组织学诊断。超声成像没有电离辐射，鉴别囊实性病变的准确性高。但超声图像分辨率低于CT或MRI图像，且在不同的平面和角度肿物的大小会有一定差异。目前超声成像对消化道肿瘤性病变诊断的运用主要是配合消化内镜对肿瘤侵犯的程度进行确定等。

5. 放射性核素显像

放射性核素显像的原理是将放射性核素标记药物注射入人体，其被组织吸收、浓聚及排泄，参与人体代谢，放射性核素发生衰变和发射γ射线，射线被检测到并转换为图像。由于不同组织及病变组织和正常组织存在代谢差异，可以观察到放射性核素浓聚的差别。放射性核素显像包括单光子放射计算机断层成像（SPE-CT）与正电子发射计算机断层成像（PET-CT）。SPE-CT使用能直接放射γ射线的核素为显像剂，如碘（^{131}I）。PET-CT采用能发射正电子的核素为显像剂，如F-氟代脱氧葡萄糖，这是一种葡萄糖类似物，利用肿瘤细胞葡萄糖代谢更旺盛的特点显像。利用这个特点，在PET-CT图像上，可以观察到明显发亮的团块，这就是肿瘤组织。PET-CT可用于良、恶性肿瘤的鉴别及判断恶性肿瘤的恶性程度，寻找肿瘤的原发病灶，明确肿瘤TNM分期，指导精确放疗，协助调整化疗方案，明确肿瘤残存和复发情况，以及高危人群的肿瘤筛查等。然而，放射性核素显像存在一定的辐射危害，PET-CT的检查费用高昂，SPE-CT对较小的病灶和细微的结构显示能力弱。

6. 内镜

内镜在各种疾病中得到广泛应用，凡内镜能到达的腔道都可应用内镜进行检查诊断。内镜可以通过直接观察、放大观察、染色观察、腔内超声扫描、采集组织或者细胞活检等手段在许多疾病的诊治过程中发挥重要的作用。直接观察是通过内镜直接对病变进行形态的观察。根据目镜和荧屏的显示，对疾病做出初步的形态诊断。放大观察是指通过电子内镜的放大倍率功能，通过放大图像清晰观察微小的结构和病变，有利于微小癌的诊断及鉴别诊断。染色观察是通过用特殊的染料对腔道黏膜进行染色，使得黏膜结构更清晰，提高病变检出率。腔内超声扫描是通过置于内镜顶端的微型高频超声探头，对病变周围进行超声扫描，获得管道组织学特征和邻近器官的超声图像。常见的消化内镜包括胃十二指肠镜、小肠镜、胶囊内镜以及结肠镜等。

早诊早治消化道肿瘤？消化内镜！

我国食管癌和胃癌的发病率较高，结直肠癌的发病率也逐年上升。消化内镜是早期发现、诊断消化道肿瘤的准确方法。因为早期消化道肿瘤患者大多没有明显症状，往往到吃不下东西、明显消瘦的时候才想起来做检查，所以众多因“胃有一点不舒服”“最近吃了好多都不长肉”“偶尔有点打臭饱嗝儿”来医院就诊的患者可能已经进展到了肿瘤的中晚期。我国医学界多名权威专家联名呼吁，40岁以上人群以及近亲有消化道肿瘤的人，每年都要定期做消化内镜检查，尽可能做到早发现、早治疗。

（1）胃十二指肠镜：又称上消化道内镜，可直接清晰地观察食管、胃及部分十二指肠的色泽和形态结构，可以用于多种上消化道病变的诊断及治疗。胃十二指肠镜可以发现其他影像学检查不易检出的细小的上消化道病变以及一些胃肠道肿瘤的早期病变，并借助活检对病变组织进行病理学检查。一部分分期较早的上消化道肿瘤可以在内镜下切除。对于一些分期较晚且合并食管狭窄梗阻、幽门狭窄的患者，可以通过内镜进行扩张或者行支架置入术等。

现在普遍认为胃十二指肠镜是安全的，国内外报道的胃十二指肠镜的并发症发生率极低，且大部分的并发症也并非致命的。常见的并发症为低血压、心动过缓和咳嗽等。许多患者对胃十二指肠镜的恐惧来自做胃十二指肠镜很难受的传言，觉得自己无法忍受，所以非常害怕与排斥。目前，普通胃十二指肠镜采用局部麻醉，无痛胃十二指肠镜为全身麻醉，每位患者对疼痛的耐受程度不同，可以根据自己的情况选择不同的麻醉方式进行胃镜检查。由于许多人并未接受过胃十二指肠镜检查，本书对其检查过程进行简要描述。

接受胃十二指肠镜检查前需要先接受包括血常规在内的一些实验室检查，接受无痛胃十二指肠镜的人还需要进行心电图检查等来评估心肺功能。通常接受胃十二指肠镜检查前一天晚上吃少渣易消化的食物，不进食饮料和深色食物，以免消化道黏膜颜色发生改变，使诊断出现偏差。在进行胃十二指肠镜检查时患者需要依照内镜医生的要求进行体位调整，患者需要面对医生，左侧卧躺在检查床上，双腿屈曲，颈部放松，这时医生会让患者咬一个口垫，是为了防止患者咬住镜子影响检查。

医生可以通过旋转、伸缩、转向等方式来操作胃十二指肠镜，对整个上消化道进行观察。胃十二指肠镜示意图见图1–8。

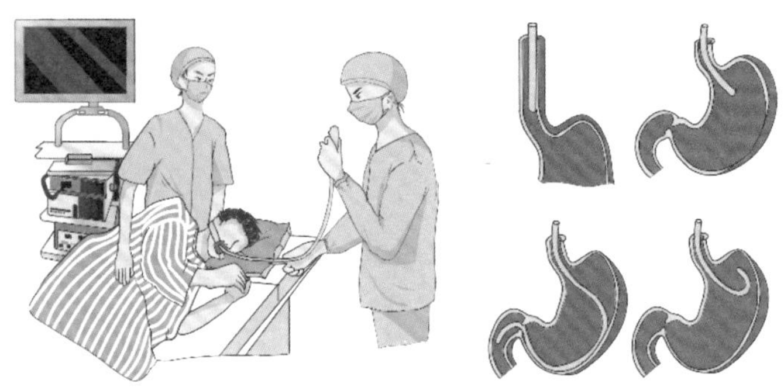

A. 接受胃十二指肠镜检查的常规体位　B. 多向观察上消化道情况

图1–8　胃十二指肠镜示意图

（2）小肠镜：小肠肿瘤一直是消化道肿瘤检查与诊断的难点。目前小肠镜是检查小肠疾病的直观方法，并可获得病理标本，为进一步的诊疗提供依据。常用双气囊小肠镜，通过两个气囊交替固定小肠管，利用内镜和外套管交替插入，完成整个小肠的检查。其检查费用高昂，且技术难度相对较大，在许多医院并未开展。

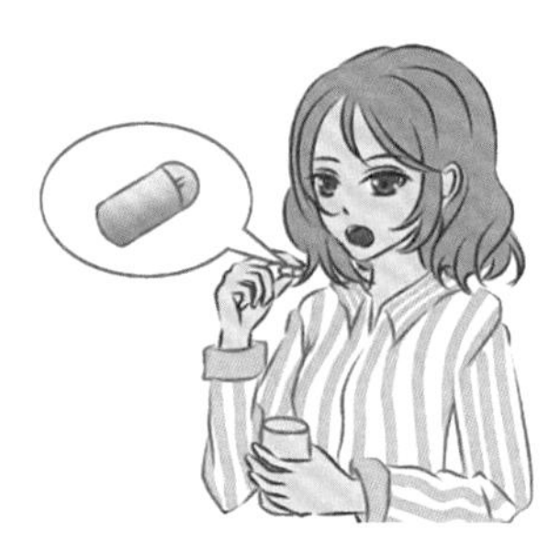

图1–9　胶囊内镜示意图

（3）胶囊内镜（图1–9）：体积很小，就像一颗药丸，可以直接吞服。胶囊内置摄像与信号传输装置，患者口服后，借助消化道的蠕动使之在消化道内运动并拍摄图像，医生利用体外图像记录仪和影像工作站，了解患者的整个消化道情况，从而对其病情做出诊断。胶囊内镜具有检查方便、无创伤、不影响患者的正常工作等优点。胶囊内镜为胃和小肠疾病的一种非侵入性检查手段，体验感舒适，有助于胃和小肠肿瘤的早发现。缺点是无法进行活检等操作，还可能诱发或加重肠梗阻。

（4）结肠镜：通过肛门置入内镜，逆行检查直肠、乙状结肠、降结肠、横结肠、升结肠和盲肠以及与大肠相连的一小段小肠（回盲末端），不但可以清楚地发现肠道病变，还可对部分肠道病变进行治疗。医生可以在镜下剥除大肠息肉，对肠道出血进行镜下止血，对大肠内异物进行清除。不同于胃十二指肠镜，在接受结肠镜检查以前，患者需要进行肠道准备，以便医生能顺利进行检查。患者接受检查前一天进食流质无渣食物，且需要口服洗肠液洗肠。洗肠液的种类很多，按医嘱足量服用后多次排泄，直到排泄物变为清水且不含固体物质。做结肠镜检查时，患者只需要左侧卧躺在检查床上，双腿屈曲即可。医生会从肛门进镜，经过一系列转向操作到达小肠和大肠汇合的回盲部，再逐步后退结肠镜至肛门完成观察。由于进行结肠镜检查时需要牵扯，还需要向结肠充气等，选用普通结肠镜的患者可能会感到腹胀、疼痛等。结肠镜示意图见图1–10。

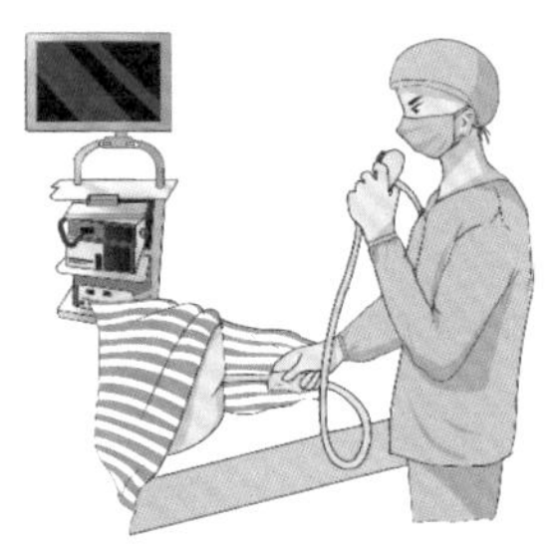

A. 接受结肠镜检查的常规体位

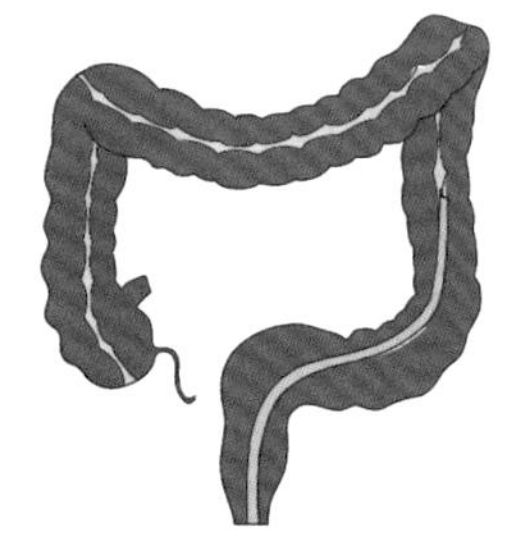

B. 逆行观察全结肠情况

图1-10　结肠镜示意图

普通消化内镜和无痛消化内镜的选择

胃肠镜检查均属于引起不舒适感受的检查。在胃镜检查过程中，患者会出现恶心、胀气和干呕等；在肠镜检查过程中，患者会出现恶心、腹胀、腹肌不自觉紧张、肛门收紧等。患者因为身体的不适和心理的恐惧，配合度下降，对检查有一定的干扰。无痛消化内镜通常应用静脉麻醉剂，使患者处于全麻状态，患者在检查过程中不会感到任何不适。无痛消化内镜相较于普通消化内镜，患者生理反应对医生检查造成的干扰更少，能准确反映患者的情况。但由于需要全麻，患者在无痛消化内镜检查前需要额外完成多项检查，并需麻醉医生进行麻醉风险评估。每个患者可在听取医生建议后选择合适的麻醉方式。

（三）病理学检查

肿瘤的准确诊断主要依靠病理学检查。病理学检查常常被称为肿瘤诊断的“金标准”。临床上病理学检查非常多，患者及家属有时弄不清这些检查到底是什么，如何做。

1. 活检

（1）空芯针穿刺活检：通过用带有针芯的粗针刺入病变组织部位，抽取出样本制作成病理组织切片，这种切片有比较完整的组织结构。

（2）内镜活检：在内镜下用活检钳或其他器械钳取出病变组织进行病理学检查。比如胃肠镜检查发现病灶，医生怀疑其有恶变可能时，通过活检钳夹取部分病变组织进行病理学检查，明确是否有恶性肿瘤细胞。

（3）切开活检：医生在手术过程中切除小块的病变组织，对其做病理学检查。

（4）切除活检：将病变组织全部切除，包括肿块、肿块边缘组织、区域淋巴结，获得的组织做病理学检查。

病理科医生通过一系列复杂的程序后，制作石蜡切片、冰冻切片和印片。染色后在显微镜下观察玻片上的组织，做出病理报告。

石蜡切片是最常用的切片，包括常规石蜡切片和快速石蜡切片。这种切片可以在常温中长期保存。

冰冻切片通过特定的包埋剂制作，需在-20℃环境中保存。组织形态上的清晰度与常规石蜡切片相似，但形态细节比石蜡切片差。其常用于与手术方案有关的快速病理诊断，一般为初步的参考性诊断意见，后续还需在术后进一步做石蜡切片。

将可疑的病变组织直接与玻片接触，制作成印片，染色后进行观察，可做出快速诊断，常常与冰冻切片同时应用，以提高术中诊断病变组织的确诊率，也可以作为无法做冰冻切片的一种应急措施。

2. 免疫组织化学技术

免疫组织化学技术利用抗原–抗体的特异性结合原理，用已知的抗体或者抗原来检测组织中是否含有某种物质，是一项重要的检测技术。一般先取肿瘤组织及淋巴结，制作成病理切片，经过一系列的实验操作后，在显微镜下观察记录，拍摄免疫组织化学图片，制作报告（图1–11）。

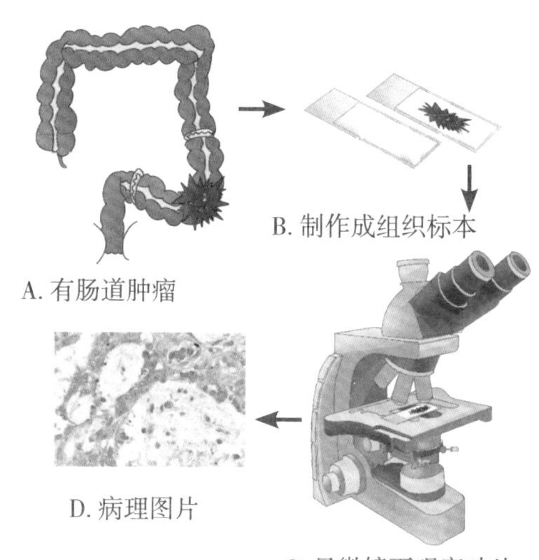

图1–11　免疫组织化学示意图

免疫组织化学技术常常用于各种蛋白质的表达水平的检测。当免疫组织化学报告显示一些指标为阳性时，提示可能有相关的癌症；对于转移性肿瘤，可以帮助寻找到原发癌；对于部分恶性肿瘤，可以帮助判断肿瘤的分期，辅助观察肿瘤细胞有没有突破基底膜转化为浸润癌，对血管和淋巴管有没有浸润。免疫组织化学技术还可以用于指导治疗和判断预后，如Ki-67、增殖细胞核抗原（PCNA）等指标经常在病理报告中出现，它们可以体现肿瘤细胞的增殖活性，表达数越高，代表这个肿瘤增殖越活跃，预后通常越差。

3. 基因检测

肿瘤是一类与基因密切相关的疾病，肿瘤的发病过程中有众多癌基因、抑癌基因和其他相关基因参与。随着基因分子水平研究的不断进展，越来越多的肿瘤细胞信号通路被发现，临床上检测这些通路中特定基因的扩增、突变和表达情况，可以为患者找到适合的治疗方案，尽可能兼顾药物有效率并减少药物的毒副作用。

基因检测（又称“基因分析”或“基因测序”）是一套鉴别癌症患者基因突变的高通量的测序技术，可以了解癌症患者的基因改变情况，有助于了解预后，并制订合适的治疗方案。目前基因检测在临床上应用得越来越多。

肿瘤基因检测是精准医学的关键步骤，可以根据每位患者疾病的分子特征，量身定制医疗方案，实施个体化治疗。然而，许多患者及家属拿到基因检测报告后，对深奥的内容无法理解。本节对标准的肿瘤*NGS*基因检测报告进行简要介绍。

一份标准的肿瘤NGS基因检测报告一般包括基本信息、基因检测的结果、临床释义等部分。基本信息包括患者的姓名、样本类型、检测项目及日期等。基因检测的结果就是该患者的基因检测报告结果。临床释义是根据该疾病的指南和共识，给予基因检测结果所对应的临床治疗方案和用药指导，用药提示包括靶向用药、化疗和免疫用药等，靶向药物解析结果提示敏感的靶向药物、耐药和无效的靶向药物。如果是针对遗传基因咨询的检测报告，则报告会提出一些风险和建议。完整的报告还包括检测基因列表、质量控制信息和参考文献等。

为什么要做病理学检查、免疫组织化学检查和基因检测?

有的患者及家属很疑惑："已经做了病理学检查，为什么还要做其他的检查，是不是重复性的？"其实三种检查是相辅相成的。医生会通过各种途径取得患者的肿瘤组织进行病理学检查。病理报告可能会显示：某某肿瘤，倾向某某肿瘤，建议免疫标记进一步明确。免疫组织化学检查通过检测一些蛋白指标来明确诊断、指导治疗。免疫组织化学检查和基因检测完全是不同的检查。基因检测既可以用患者的肿瘤组织，也可以用血液等。免疫组织化学检查主要检测一些特定的蛋白指标，可能会出现假阳性、假阴性等。基因检测是一项指标覆盖面很广的检查，可以分析多种基因的表达情况，更有助于筛选出有针对性的靶向药物、化疗和免疫药物。

4. 聚合酶链式反应

聚合酶链式反应（PCR）是在DNA聚合酶的催化作用下，以母链的DNA为模板，体外复制和母链模板DNA互补的子链DNA的过程。提取肿瘤细胞的mRNA，经过反转录酶的作用，可合成cDNA，再进行聚合酶链式反应，为反转录聚合酶链式反应（RT-PCR）。我们生活中熟悉的新型冠状病毒检查使用的就是这种方法。这种技术可以检测出肿瘤组织的一些突变基因，以指导临床用药。

5. 核酸原位杂交

核酸原位杂交是将组织化学和分子生物学结合的技术，其选用一个已知的核苷酸片段，这个片段是提前做了标记的，上面有荧光染料或酶等，这个片段作为一种探针，可以和特定的DNA或RNA结合，当组织中有特定的核酸片段时，两者就像"钥匙"与"锁"一样，结合在一起，荧光染料就像挂着一个"小灯笼"，在荧光显微镜下，就可以明显看到染色体的某个区域或整个染色体上有发亮的荧光，有助于肿瘤的诊治。

6. 流式细胞分析技术

流式细胞分析技术是应用流式细胞仪对细胞进行快速分类和定量分析的技术，可以分析肿瘤细胞的增殖周期、细胞的增殖和凋亡、细胞的分化，鉴别肿瘤细胞的良、恶性，定量分析肿瘤相关基因，检测肿瘤的治疗效果等。

（四）其他检查

多数肿瘤不仅在原发灶对患者造成影响，还会给患者的其他器官造成意想不到的问题。接受治疗前需要对患者的各个器官进行全面而细致的评估。恶性肿瘤是造成血栓的高危因素之一，因此还需要仔细对患者容易产生血栓的血管进行检查。需要的检查大致包括心电图、心脏彩超、肺功能检查等。

1. 心电图

心电图是利用心电图机从体表记录心脏每一心动周期所产生的电活动变化图形的技术，可以检查心脏是否健康，用于对各种心律失常、心室心房肥大、心肌梗死和心肌缺血的检查。心电图示意图见图1–12。

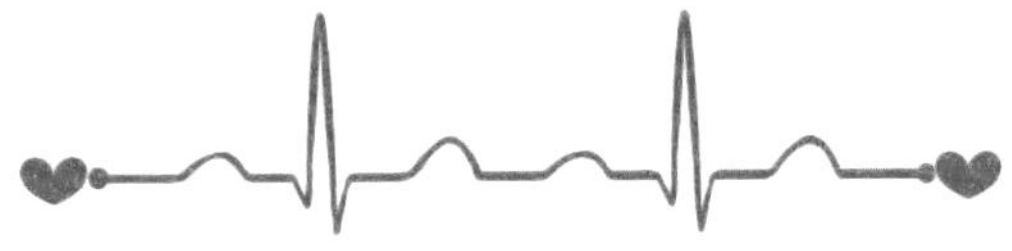

图1–12　心电图示意图

2. 心脏彩超

心脏彩超是通过超声对心脏的结构、心脏房室的大小、心脏瓣膜的情况以及血流情况做出评估的一种检测手段。其主要功能是发现心脏的结构性疾病，包括心脏扩大、心肌肥厚、瓣膜闭合不全以及瓣膜狭窄等。

3. 肺功能检查

肺功能检查是呼吸系统疾病的必要检查之一，对于早期检出肺、气道病变，评估病情严重程度及预后，评定药物或其他治疗方法的疗效，鉴别呼吸困难的原因，诊断病变部位，评估肺功能对手术的耐受力及对危重患者的监护等有重要的指导意义。

六、肿瘤的治疗

肿瘤分期不同，治疗方法不同。分期较晚肿瘤需全方位、多学科的综合治疗。目前用于治疗肿瘤的主要方法如下。

（一）手术治疗

外科手术是对实体恶性肿瘤有效的治疗手段，外科手术可以对肿瘤进行整块切除，同时还可以进行周围淋巴结清扫。随着医学科学的进步以及医生的不断探索，目前外科手术在不同分期的肿瘤中均有应用。手术方式非常多，本书将简要进行介绍。

1. 根据目的分类

通常可以根据目的将手术分为预防性手术、诊断性手术、探查性手术和治疗性手术等。

（1）预防性手术：对有潜在的恶性趋势的病变及癌前病变进行切除，防止病变进展。

（2）诊断性手术：目的在于明确诊断，包括针吸活检、穿刺活检、咬取活检、切取活检和切除活检等。

（3）探查性手术：明确诊断，了解肿瘤的范围后，争取切除肿瘤。一旦探查发现肿瘤可切除，立即转为肿瘤切除手术，如剖腹探查术和腹腔镜探查术等。

（4）治疗性手术。

治愈性手术：目的是彻底切除肿瘤，这是肿瘤外科最主要的手术类型。

姑息手术：当肿瘤侵袭严重或已发生转移患者无法耐受临床症状时，为减轻痛苦，防止严重并发症等，采取姑息手术。

减瘤手术：有些恶性肿瘤体积巨大，侵袭严重，难以彻底切除，这时对原发病灶或转移病灶做部分切除，可以减轻肿瘤负荷和症状，为进一步放、化疗创造条件。

复发或转移灶的外科切除：转移瘤为晚期肿瘤，手术难以治愈，通过手术切除，可能提高患者的生存质量，延长生存时间。但复发性肿瘤或转移瘤手术切除整体效果较差、难度高，需注意综合治疗。

内分泌器官切除：某些肿瘤与体内激素水平相关，为激素依赖性肿瘤。为了治疗激素依赖性肿瘤，外科医生通过切除内分泌器官，减少激素的分泌，抑制肿瘤的生长，达到治疗目的。

（5）肿瘤外科急诊手术：当肿瘤及转移灶可引起出血、穿孔、梗阻和感染等急症，且内科治疗手段控制效果差时，经医生仔细评估后有时需紧急外科手术处理。肿瘤外科急诊手术的主要目的是拯救患者的生命，因为患者没有充分术前准备和肠道准备，有时条件不允许进行消化道重建，会被迫选择造瘘手术。

2. 根据手术方式分类

（1）传统的开腹手术：在患者的腹壁上切开一个刀口，医生通过自己的眼睛观察，用手以及器械直接操作，完成手术。

（2）腔镜手术：属于微创手术。在患者的腹壁上打几个小孔，然后把腹腔镜的镜头通过小孔插入患者腹腔，通过镜头把腹腔内病灶情况传送到显示屏上。医生可以通过显示屏看到腹腔内的器官，然后通过另外几个小孔置入需要的器械来完成手术。该手术伤口较传统开腹手术小。

（3）机器人手术：是一项逐步应用的新技术。医生操控一种被称为“机器人”的医疗机器实施手术，手术机器人只是医生的辅助工具。手术机器人的设备由四个机械臂、一个医生操控台和一个控制台三大部分组成。该手术具有手术视野清晰、精细操作等优点。

腔镜手术和机器人手术示意图见图1–12。

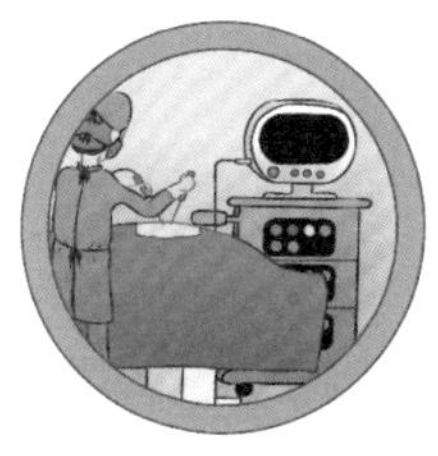

A. 腔镜手术示意图

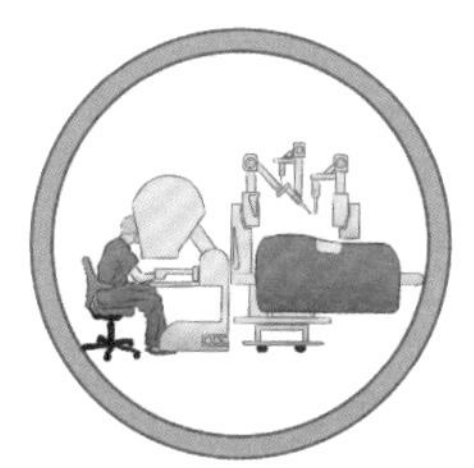

B. 机器人手术示意图

图1–13　腔镜手术和机器人手术示意图

（二）放疗

放疗是利用放射线治疗肿瘤的一种重要的局部治疗手段，最大限度地消灭肿瘤的同时尽可能保护正常组织及器官。放疗的疗效取决于放射敏感性，不同组织器官以及各种肿瘤组织在受到照射后的反应程度各不相同，所以并非所有的恶性肿瘤都适合放疗（图1–14）。

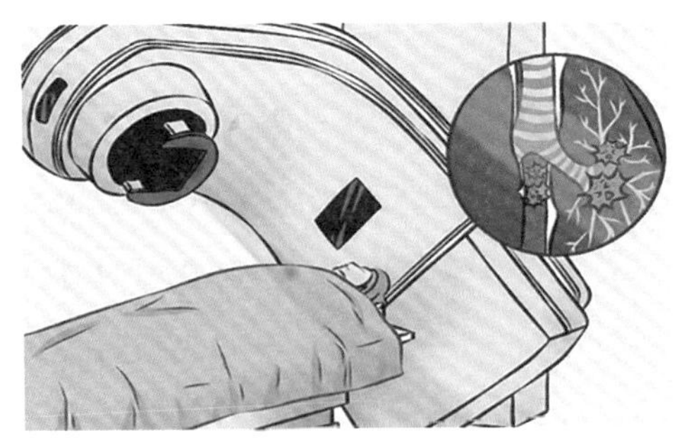

图1–14　放疗示意图

1. 放疗的分类

放疗的分类方式很多，根据放疗目的，放疗可分为根治性放疗、辅助性放疗及姑息性放疗。

（1）根治性放疗：以适当剂量放疗后，患者局部的肿瘤得到有效控制，这是一种以根治肿瘤为目的的放疗方式。鼻咽癌是典型的以放疗为主能获得较好疗效的恶性肿瘤。

（2）辅助性放疗：常常与手术治疗和（或）化疗联合使用。辅助性放疗可分为术前放疗、术中放疗和术后放疗。术前放疗，是在手术前对局部非早期的肿瘤进行放疗，降低肿瘤分期，以期将难以彻底切除或无法切除的病灶转化为可手术切除的病灶，提高手术切除率，降低术后复发率。术中放疗是在手术切除肿瘤后或术中不能切除肿瘤时，对肿瘤及邻近的淋巴引流区采用单次大剂量照射，肿瘤照射剂量较高，不仅可提高局部控制率，放疗的不良反应也相对较轻。术后放疗用于手术切缘阳性、术后病理结果有局部复发高危因素的患者等。这是提高局部控制率及总生存率的重要环节。

（3）姑息性放疗：针对晚期恶性肿瘤患者，达到改善症状和延长生命的目的。

放疗和化疗联合应用，对很多肿瘤的治疗有一定的效果。

2. 放疗计划和实施

放疗计划和实施是一个需要多学科配合、医务工作人员协同的复杂过程。有的患者认为放疗就和做CT检查一样，直接在机器上躺着，随时可以做。其实不然，放疗包括以下步骤。

（1）临床评估：在实施放疗前，医生首先会详细了解病史、影像检查资料、患者的身体状况及合并症等，然后评估患者对放疗的耐受性，制订治疗方案。

（2）体位固定：为保证放疗准确实施，患者应尽量采取舒适、重复性好且能满足治疗需要的体位，在此过程中可以使用一些体位固定装置，如体架、真空垫等。

（3）X线/CT定位：在模拟定位X线机下大致确定照射野的中心，标记激光线，在同一体位下行CT扫描；或直接在CT模拟定位机下扫描，确定照射野中心，标记激光线。

（4）勾画靶区和器官：这是放疗中非常复杂的步骤。医生在定位CT上逐层勾画患者轮廓、治疗靶区和正常组织。

（5）放疗计划：医生给出肿瘤各靶区处方剂量、正常组织剂量限制，然后医生在计算机辅助下计算出每个照射野的最佳射束强度分布，使得实际在体内形成的剂量分布与处方剂量接近。

（6）计划评估：评估肿瘤受照剂量是否满足临床要求，正常组织受照剂量是否超过耐受剂量。

（7）位置验证：在执行放疗计划时，患者的体位可能会存在些许偏差，为保证治疗的准确性，在第一次放疗时必须进行位置验证。位置验证的方法有拍摄电子射野影像系统（EPID）或CT图像，然后定位X线或CT图像匹配测量两者间的误差，对较大误差应找出原因并及时纠正。

（8）剂量验证：用于确认患者实际受照剂量是否与计划剂量相同，通常用模体代替人体测量。测量内容主要包括绝对剂量测量和相对剂量测量，如点的绝对剂量测量、截面的相对剂量测量，然后与之前的计划进行比较。

3. 放疗疗程

放疗疗程所需的时间取决于肿瘤的类型、位置和范围，治疗的目的和患者的身体状况等多方面因素。放疗并不一定需要住院进行，全国大部分医院采取了门诊和住院相结合的方式。可以根据患者自身的情况，遵医嘱，选择住院或门诊进行放疗。

4. 放疗的不良反应

放疗过程中和放疗结束后可能有许多不良反应。接受放疗部位不同，放疗的不良反应也有差异。常见的不良反应有全身性反应、放射性皮肤反应、放射性口腔黏膜炎、放射性龋齿、放射性胃肠炎、放射性肺炎等。全身性反应表现为虚弱、乏力、头晕、头痛、厌食，个别患者有恶心、呕吐等。放射线可以引起急性皮肤损伤。临床表现为红斑样色素沉着、脱屑、皮肤水肿、水疱和糜烂等。放射性口腔黏膜炎主要在头颈部肿瘤放疗后发生。放射性肺炎是肺部放疗和食管放疗时可能引起的较为严重的并发症。

（三）化疗

化疗是利用化学合成药物来杀伤肿瘤细胞，抑制肿瘤细胞生长的一种全身性治疗手段。临床上常采用单种药物、两种药物或多种药物联合组成化疗方案进行抗肿瘤治疗。化疗通常需要多种药物联合应用，分周期定期多次给药以提高疗效。化疗药物的给药途径有三种：静脉给药、口服给药及局部给药。静脉给药可以减少药物在吸收过程中的差异，可准确给予剂量，是最常用的给药途径（图1–15）。但给药后出现严重的不良反应，可能会持续一段时间。口服给药具有药物作用持久、平缓，给药方便且毒性低的特点，但部分药物胃肠道吸收不全，可能会影响疗效。局部给药分为腔内化疗、鞘内化疗及动脉内化疗。药物可以直接与局部的肿瘤细胞接触，杀死肿瘤细胞，对全身正常的组织影响较小，全身的毒性反应小。具体的给药途径需要根据既往的临床研究和患者的具体情况来决定。化疗药物的给药剂量通常根据患者不同的体表面积来测算。化疗的给药间隔时间和给药顺序都会影响药物的疗效和毒性。一定的间隔时间可以使得被破坏的正常组织及时修复。

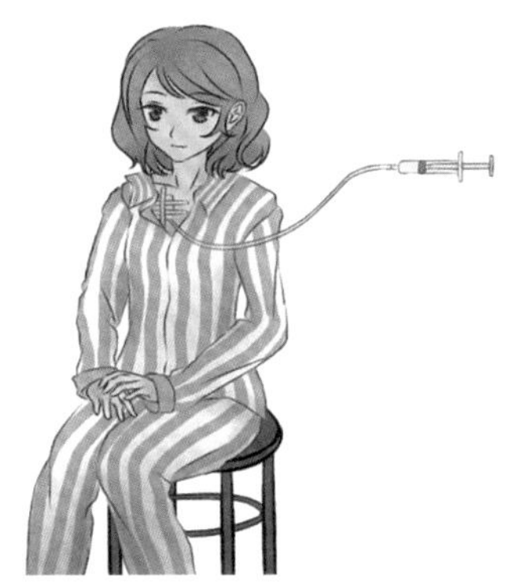

图1-15　化疗静脉给药示意图

1. 化疗的分类

（1）根治性化疗：某些肿瘤经过积极的化疗后可取得良好的治疗效果，甚至被治愈，如一部分急性白血病、霍奇金淋巴瘤及睾丸癌等。

（2）辅助化疗：根治性手术或放疗后给予辅助性治疗，针对潜在的转移病灶，防止癌症复发，可以减少细胞耐药发生率，减少癌症复发及相关的死亡。

（3）新辅助化疗：对一部分分期的肿瘤患者，在接受手术或放疗前先进行化疗，可以达到减小肿瘤体积、降低肿瘤分期、改善预后的目的。

（4）姑息性化疗：部分无法接受根治性治疗的晚期肿瘤患

者可以通过姑息性化疗使得肿瘤体积缩小，临床症状减轻，生存时间延长。该治疗方式虽然不能治愈肿瘤，但是可以提高生活质量，延长生存时间。

2. 化疗的不良反应

化疗药物属于细胞毒性药物，可直接破坏细胞结构，在杀灭肿瘤细胞的同时，也可不同程度地损伤正常细胞，从而导致各种不良反应。常见的不良反应可分为近期不良反应和远期不良反应。近期不良反应指给药后4周内发生的不良反应，如骨髓抑制、胃肠道反应、脱发、心脏毒性、肝毒性、肺毒性、神经毒性、外周神经毒性、感觉损伤、运动神经损伤、麻痹性肠梗阻、泌尿系统毒性等。远期不良反应主要是指接受化疗后可能发生的生殖毒性、新发肿瘤等。

手术治疗、放疗和化疗的不同

手术治疗、放疗和化疗是目前针对癌症的最常用的三大治疗手段。手术治疗和放疗属于局部治疗，通常只对局限在一个部位的肿瘤有效，对于潜在的转移病灶和已经发生临床转移的癌症疗效有限。化疗是一种全身治疗手段，化疗药物会随着血液循环遍布全身的绝大部分器官和组织。因此，对一些有全身播撒倾向的肿瘤及已经转移的中晚期肿瘤，化疗有好的治疗效果。然而化疗无法直接靶向杀灭肿瘤细胞，在杀灭肿瘤细胞的同时，会对身体里的一些正常组织造成损伤。三种治疗方式相辅相成，肿瘤患者需要根据病情在医生的建议下选择。

（四）介入治疗

介入治疗是借助影像技术（如超声、CT、MRI、腔镜和血管造影等）将物理能量或化学物质聚集至肿瘤部位杀灭肿瘤的治疗方法。介入治疗主要分为血管性介入治疗和非血管性介入治疗。

肿瘤的血管性介入治疗是经皮穿刺动脉血管，然后沿着血管径路将导管选择性地插入肿瘤的靶血管，实施介入治疗的手段。其可以针对肿瘤的供血动脉，或者将抗肿瘤药物注射至肿瘤，提高肿瘤的局部化疗药物浓度，或栓塞肿瘤供血动脉，阻断肿瘤营养供应，使得肿瘤体积减小。双介入治疗指抗肿瘤药物与栓塞剂结合在一起注入靶动脉，既可以阻断血供，又能使药物停留在肿瘤处起到局部化疗作用。双介入治疗主要包括经导管动脉灌注化疗术和经导管动脉化疗栓塞术。经导管动脉灌注化疗术经过导管选择性将抗肿瘤药物注入肿瘤的供血动脉，提高肿瘤药物浓度和接触时间，产生显著的抗肿瘤作用。这种局部的高浓度药物可以显著提高药物的作用效果，减少全身的不良反应。这种治疗不仅将高浓度的药物直接作用于局部肿瘤，减少全身不良反应，还可以阻塞肿瘤的供血血管，使肿瘤失去血供，减小和坏死。经导管动脉化疗栓塞术指通过导管技术寻找到肿瘤的供养动脉，将抗肿瘤药物与栓塞剂一起混合注入，既栓塞肿瘤末梢分支，又阻断其血供，药物还可停留在肿瘤处缓慢释放，达到局部化疗效果。

肿瘤的非血管性介入治疗：在超声、X线、CT或MRI的引导下，用各种器械，通过血管以外的途径，如人体腔道或经皮穿刺器官，对肿瘤进行治疗。其主要包括经皮肿瘤消融术、非血管管腔狭窄扩张成形术、经皮穿刺引流术、放射性粒子植入术、超声消融术等。经皮肿瘤消融术是指在影像学检查的引导下，通过经皮穿刺技术和超声，利用物理（射频、微波、超声和冷冻消融）或化学方式（直接注射无水乙醇等药物）直接消灭或溶解肿瘤的方法。经皮肿瘤消融术包括射频消融术、超声消融术、冷冻消融术和经皮无水乙醇注射术等。非血管管腔狭窄扩张成形术是指在肿瘤侵犯发生狭窄或阻塞时，在体内的消化道、气管、尿道及输尿管等管腔，通过球囊成形术及内支架置入术进行管腔重建。经皮穿刺引流术是指在影像设备的引导下，通过穿刺针和引流管等对人体管道、体腔或器官内的病理性积液、脓肿或体液进行穿刺抽吸、引流，达到减压和治疗的目的。放射性粒子植入术是指通过影像设备的引导，将有放射性的核素直接植入肿瘤靶体内或周围，通过放射性核素持续释放射线来杀伤肿瘤细胞，达到治疗目的。

（五）肿瘤热疗和光动力治疗

1. 热疗

肿瘤细胞对高热敏感，加温时较正常组织散热较慢。肿瘤热疗是指利用物理能量加热人体全身或局部，使肿瘤组织温度上升到有效治疗温度，并持续一定时间，利用正常组织和肿瘤细胞对温度耐受能力的差异，达到既使肿瘤细胞凋亡又不损伤身体正常组织的治疗目的。

2. 光动力治疗

光动力治疗是指光敏剂在肿瘤组织中靶向浓集，被激光诱发产生光动力效应，杀灭肿瘤细胞的靶向治疗技术。除了单态氧作用之外，光动力治疗还有肿瘤血管栓塞和免疫效应等作用。光动力治疗的优势是选择性局部靶向治疗肿瘤，具有美容和保留器官功能的作用。

（六）靶向治疗

靶向治疗是以肿瘤细胞的标志性分子作为靶点，通过有效的阻断剂，干预细胞发生癌变的环节来达到治疗肿瘤的目的，如抑制肿瘤细胞的增殖，干扰细胞周期，诱导肿瘤细胞分化、凋亡，抑制肿瘤细胞转移等。与传统化疗不同，靶向治疗具有特异性抗肿瘤作用，并且毒性明显减少，开创了肿瘤化疗的新领域。

靶向治疗就像一把“箭”，精确地瞄准某个特定的靶点，这个靶点通常是影响细胞发生恶变的多个环节（图1–16）。靶向治疗具有很好的分子和细胞选择性，可准确地消灭肿瘤细胞，提高治疗效果。靶向药物种类众多，且发展和更新较快，

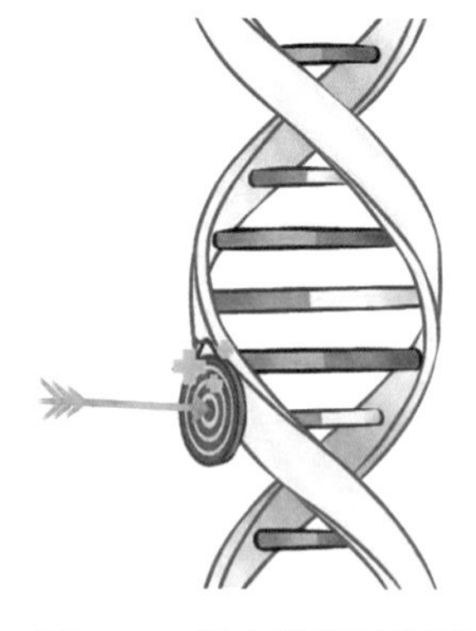

图1–16　靶向治疗示意图

在此不做详细阐述。

1. 靶向药物的优点

（1）治疗效果好：靶向治疗精准，有效率高，治疗效果显著。

（2）针对性强：在进行靶向治疗时，可以根据靶点用药，针对性比较强。在用药靶向治疗期间，一般只会杀死肿瘤细胞，对正常细胞的损伤比较小，不良反应比化疗小，治疗期间患者生活质量较高。

（3）使用方便：部分靶向药物是口服药，使用方便，可以避免长期反复住院。

2. 靶向治疗的缺点

（1）适用范围较窄：制订靶向治疗方案前需进行基因检测，需要确认患者具有相应的基因突变。但并非所有患者都可检测到希望的靶点，这项治疗仅适用于部分患者。

（2）有一定的耐药性：部分靶向药物在使用一段时间后会出现耐药性，这时需要在医生的指导下升级靶向药物或更换治疗方案。

（3）费用昂贵：靶向药物的费用相对昂贵，我国目前只有少部分靶向药物进入医保，使用前一般需进行相关基因检测，费用较高，而且许多药物需要长时间使用，这会增加患者的经济负担。

（七）免疫治疗

免疫治疗是通过激发或调动机体的免疫系统，或给予生物活性物质，增强抗肿瘤免疫力，从而控制和杀伤肿瘤细胞的治疗方法。免疫治疗只能清除少量的、播散的肿瘤细胞，对于晚期的实体肿瘤疗效有限，故常将其作为一种辅助疗法与手术、化疗、放疗等常规方法联合应用。一般先用常规方法清扫大量的肿瘤细胞后，再用免疫治疗清除残存的肿瘤细胞，可提高肿瘤综合治疗的效果。

（八）基因治疗

基因治疗指应用基因转移技术将外源性基因导入人体，直接修复和纠正肿瘤相关基因的结构和功能缺陷，或者间接增强宿主的防御机制和杀伤肿瘤的能力，从而抑制和杀伤肿瘤。

（九）内分泌治疗

通过调节和改变对肿瘤生长有重要作用的激素水平和分泌环境，治疗肿瘤。内分泌治疗阻断激素和受体结合，降低激素水平，常用于乳腺癌、子宫内膜癌和前列腺癌等的治疗。

（十）诱导分化治疗

诱导分化治疗指应用某些化学物质使得肿瘤细胞形态、生长方式、生长速度及基因表达等与正常细胞接近，甚至转变为正常细胞的治疗方法，如全反式维A酸治疗急性早幼粒细胞白血病。

（十一）干细胞治疗

干细胞可分为胚胎干细胞和成体干细胞。造血干细胞移植是血液系统肿瘤的一种治疗方法。

（十二）中医治疗

中医为我国传统医学，经过几千年的发展，在肿瘤的病因、治疗、预防等方面的认知不断更新，逐步形成以“正虚邪实”为基本病机，以“虚”“痰”“毒”“瘀”为基本病理因素，以扶正培本法为治疗肿瘤的基本原则，以扶正祛邪为治疗肿瘤的总纲的一套理论体系。中医采用扶正培本、清热解毒、活血祛瘀及化痰祛湿等治法，进行综合治疗。中医可以增效减毒，加强、巩固、维持治疗效果，提高机体免疫力，攻邪而不伤正，提高患者生活质量和延长生命。虽然中医在恶性肿瘤的确诊方面尚有不足，但是中医抗肿瘤治疗有其优点，既可以作为手术、放疗和化疗的一种辅助治疗手段，又可直接发挥抗肿瘤作用。中医治疗是我国独特的治疗手段，在综合治疗中发挥了重要作用。

（十三）心理治疗

1. 心理社会因素与恶性肿瘤

随着医学的发展，心理社会因素与恶性肿瘤之间的关系日益受到重视。长期的研究发现，个性特征、生活事件、生活方式和社会环境等都可能对恶性肿瘤的发生发展造成影响。个性特征是一个人长期以来对事物的看法和反应模式。“癌症型人格”：外表平静，内心压抑，不表达内心的痛苦，生理上对外界环境刺激反应较强烈，但心理感受却平淡。这种理论目前争议较大，没有充分的科学依据。生活事件指在人际关系、工作、学习、生活和家庭等方面的负面事件，会引起心理应激，可能与癌症发生相关。生活事件导致的不良情感如不宣泄，会导致机体免疫力下降，可能增加癌症发生风险。生活节奏快、压力大、精神紧张、吸烟、酗酒、生活无规律、缺乏运动和不良的饮食习惯等都是恶性肿瘤发生的危险因素。

预防保健措施不完善等社会因素与恶性肿瘤的发生发展也相关。社会支持系统缺乏的人群，恶性肿瘤发病率和死亡率高；社会支持系统充足的人群，心理应激轻，恶性肿瘤发病率低，预后也较好。

尽管随着医学的快速发展，恶性肿瘤患者的预后不断改善，生存时间不断延长，但在公众心中，“癌症”仍等于“死亡”。恶性肿瘤的常规治疗对患者生理和心理都可造成影响。患者的心理反应与肿瘤治疗的依从性、治疗效果和预后有关。

（1）获悉诊断结果后的心理反应。

患者在获悉恶性肿瘤诊断结果后会有明显的焦虑情绪，甚至伴有“可能快死了”“日子不多了”的想法。获悉诊断结果后的心理反应分为否认阶段、焦虑抑郁阶段和接受阶段。

1）否认阶段：患者否认诊断结果，认为诊断错误。这是一种正常的心理防御策略，患者需要一定的时间和空间去“消化”这突然的坏消息，但持续时间过长，患者不能及时调整心态会耽误后续治疗。

2）焦虑抑郁阶段：患者出现难以控制的焦虑不安、恐惧、无助、睡眠饮食不规律，以及对死亡的恐惧。

3）接受阶段：患者开始接受自己患肿瘤，认为“事情已经发生了，后续治疗才是关键”“医学这么发达，肯定能治好”等，把精力花费在治疗上，积极和医护人员沟通，争取最好的治疗。

（2）恶性肿瘤患者治疗过程中常见的心理反应和精神问题。

1）心理反应：恶性肿瘤患者常见的心理反应包括怀疑、自卑和疑病等。患者可能怀疑自己是否选择正确的治疗方法，如“这种治疗方案到底是不是最好的”“这家医院到底适不适合我”等。自卑是指患者刻意回避自己的疾病，不愿意和周围人讨论疾病的诊疗情况，体重减轻，气色不好。疑病是指患者常常担心某征兆或某一检查结果是肿瘤复发或转移的标志，如“这个检查报告是不是意味着肿瘤复发了”“家人是不是不敢告诉我真实的病情”等。

2）精神问题：恶性肿瘤患者常见的精神问题包括抑郁、志气缺失综合征、谵妄，严重者还可能有自杀倾向。抑郁在肿瘤患者中非常普遍，抑郁不利于患者配合治疗，使患者难以忍受治疗的不良反应，降低患者的生活质量及主观幸福感。志气缺失综合征是指恶性肿瘤患者出现绝望、无助感、丧失生命意义感。谵妄是一种以兴奋性增高为主的意识障碍，可理解为一种高级神经中枢急性活动失调状态，临床上表现为意识模糊、定向力丧失、感觉错乱、躁动不安和言语杂乱。恶性肿瘤患者可能会出现这种精神症状。随着病情加重，身体功能下降，社会支持系统缺乏，患者可能感到绝望甚至企图自杀。

（3）不同治疗方式相关的心理反应。

1）外科治疗相关的心理反应：手术前一晚失眠，担心术后不良结果，对术前谈话内容产生恐惧。术后因紧张对疼痛难以忍受，如涉及瘢痕和乳腺切除，女性可能会担心影响自己的外貌和身材，有长期的负面情绪。

2）放疗相关的心理反应：放疗要求患者保持固定姿势不动，有些患者难以忍受，总想动一动，但又担心自己移动导致放疗位置错了等。

3）化疗相关的心理反应：化疗总让人联想到“脱发”“呕吐”“白细胞降低”。对化疗不良反应的过度担心可能让患者难以忍受药物的不良反应。一些患者在去化疗的路上就开始呕吐，化疗过程中出现心率加快、呼吸困难等急性焦虑症状。

4）生物治疗相关心理反应：一些药物可能会使患者有虚弱和疲劳感，甚至抑郁。高剂量可导致患者思维扭曲、时间感扭曲和幻视。

2. 恶性肿瘤患者的心理社会干预

（1）集体心理辅导。

集体心理辅导（或者患者组成自助小组）可以使恶性肿瘤患者获得支持。全国各地都有一些自发组织的恶性肿瘤交流群和组织。患者之间互相表达情绪，互相鼓励与支持，获得其他患者的心理支持。健康人群包括患者家属很难做到感同身受，真正理解恶性肿瘤患者内心的痛苦和困扰。恶性肿瘤患者之间的直接沟通，可以增强彼此的信心，帮助其分享、倾诉、解决和疾病相关的情绪问题，增强社会支持感，有助于寻找生活的意义，改善心理状况。

（2）家庭支持。

家庭成员如果患有恶性肿瘤，一般会打破家庭的正常生活秩序。面对人力、财力、情感、精力和时间上的巨大付出，许多家庭会产生一些问题。部分患者面对家人的付出，有很多愧疚感，感觉“自己拖累了家人”“给家里带来了巨大的负担”，内心绝望，求生欲望下降，对生活失去信心，甚至有自杀倾向。这时，肿瘤患者的家庭成员应当关注患者情绪的变化，多鼓励和陪伴患者，给予患者家庭的温暖，帮助患者重建信心，积极治疗疾病。

（3）精神科就诊。

当患者出现抑郁发作、自杀倾向、持续的焦虑与谵妄时，需及时就医，寻求精神科医生的帮助。很多人对精神科抱有偏见，认为精神疾病为“神经病”“脑子有问题”，或者害怕去精神科就诊周围的人会歧视和嘲笑自己，有些家属觉得这是“一时想不开”“想多了，过几天自己就会好”，这些都是不对的。当代人生活节奏快，精神压力增加，抑郁与焦虑等都是常见的精神疾病。肿瘤患者因为各种压力，发生精神疾病的概率增加。及时采取专业的心理治疗或药物干预，可以改善患者的相关症状，有助于患者更积极地投入肿瘤的治疗中。

七、肿瘤的预防

肿瘤的预防以人群为对象、以降低肿瘤的发病率和死亡率为目的，是人们抗癌活动的重要组成部分。肿瘤的预防可以分为三级：一级预防主要是对危险因素进行干预，二级预防着重于早发现、早诊断和早治疗，三级预防主要是改善肿瘤患者的生活质量与预后等。肿瘤的预防覆盖范围广泛，包括针对不同肿瘤的人群预防（如健康生活方式干预和化学干预）、人群筛查（针对性的早发现、早诊断和早治疗）、全民健康教育等。世界卫生组织（WHO）发布的癌症报告指出：1/3的肿瘤可以预防；1/3的肿瘤可以通过早发现、早诊断和早治疗而治愈；另外1/3的肿瘤可以通过治疗减轻患者的痛苦，延长生命，提高生活质量。

（一）一级预防

一级预防是对病因的预防，对致癌因素采取一定的干预措施，如戒烟、限制饮酒、调整饮食结构、增加体育锻炼和预防感染等。

1. 减少和消除肿瘤危险因素

（1）控制化学因素：对已经明确的环境化学致癌物应尽量控制与消除。对于职业致癌因素（石棉、氯气和橡胶等）和环境污染（粉尘、灰尘和重金属污染等），相关机构应改善工作环境，提供防护措施。经常接触化学致癌物的职工应定期体检。

（2）控制物理因素：避免和减少接触各种电离辐射，如紫外线、X线、高频电流和微波等。应避免长期强日光暴晒，增加防护措施。妊娠期妇女非必要，尽量不做放射性检查，如X线检查和CT检查等。

（3）控制生物因素：控制和消除细菌、病毒和寄生虫等。可以通过切断传播途径、根治感染和接种疫苗等方式，防止感染和预防肿瘤，如接种乙型肝炎疫苗，可终止HBV感染，预防肝癌。通过分餐制，避免交叉感染，如减少幽门螺杆菌感染，预防胃癌。HPV疫苗正在逐步推广，有望降低宫颈癌的发病率。

2. 改变生活方式

改变生活方式示意图见图1–17。

A. 限酒

B. 禁烟

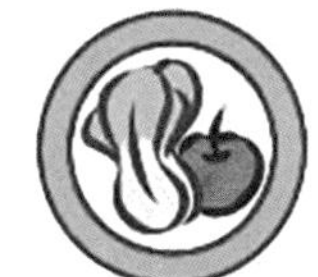

C. 增加蔬菜水果摄入

图1–17　改变生活方式示意图

（1）控制吸烟：烟草燃烧后的烟雾含有尼古丁、焦油等多种致癌物。有研究表明，吸烟年龄越小，每日吸烟数量越多，发生肺癌的概率越高。吸烟可以增加肺癌、胃癌、肝癌、宫颈癌、膀胱癌和食管癌等多种恶性肿瘤的发病率。“二手烟”对吸烟者的家属及周围人同样有危害。

（2）节制饮酒：酒精属于一种辅助性致癌物，不仅可以诱导癌症的发生，还会降低人体的免疫功能，增加人患其他疾病的风险。过量饮酒和肝癌、食管癌和口腔癌的发生有关。控制每日的饮酒量，将酒精度数高的酒改为低度数酒等方式能有效预防肿瘤发生。

（3）调整膳食结构和饮食习惯：果蔬中未清洗干净的农药、化肥等，食物的防腐剂、糖精、着色剂和保存剂等添加剂，变质发霉食物中的黄曲霉毒素，高温熏烤食物中的苯并芘，都可能诱发癌症。高脂、高蛋白及低纤维素的饮食习惯是结直肠癌和胃癌的高危因素。因此应减少食品添加剂的应用，饮食结构多元化，以谷类为主，多吃瓜果、蔬菜，常吃豆类和奶类及其制品，适量食用鱼、蛋、瘦肉类等。避免食用发霉变质的食物，少吃烟熏、腌制、油炸和烧烤类食物。多吃蒸煮类食物，避免吃过硬、过烫的食物。饮食规律，按时吃饭，避免暴饮暴食。

（4）适量运动，保持健康体重：积极参加体育锻炼，保持健康体重，可以减少癌症的发生率和死亡率。经常参加体育锻炼还能降低胆固醇和血压，减少体内多余的脂肪，保持良好的心情。

3. 化学预防剂的应用

肿瘤的化学预防指应用化学药物预防肿瘤的发生或使肿瘤细胞分化逆转。化学预防剂目前处于研究阶段，尚未普及。

（二）二级预防

二级预防又称为发病学预防，针对特定的高风险人群进行筛检普查，检出癌前病变或早期肿瘤，尽量抓住肿瘤治疗的最佳时期，及时治疗，改善预后。二级预防的主要意义为早发现、早诊断和早治疗，降低病死率。

1. 做好肿瘤的筛检普查工作

目前我国许多地区已开展人群肿瘤筛查活动。寻常人群应定期去医院体检，对一些常见部位的肿瘤进行筛查，如乳腺癌的钼靶检查、结直肠癌的肠镜检查、前列腺癌的血清前列腺特异性抗原检测等。

2. 警惕肿瘤的早期信息

肿瘤的早期表现通常没有特异性，但当身体出现一些症状时应警惕。这些症状包括：①长期不明原因的发热及贫血；②异常的出血或分泌物，如妇女阴道不规则出血或分泌物异常；③大便习惯改变或便血；④身体任何部位的非外伤性溃疡，可能经久不愈；⑤无痛性血尿；⑥长期消化不良、食欲减退和腹胀；⑦长期干咳和痰中带血；⑧进食时胸骨后灼痛、闷胀和异物感；⑨鼻塞、鼻出血；⑩黑色的痣突然增大或破溃出血。本书列举了一些常见的肿瘤早期信号，并没有囊括所有的肿瘤临床症状。当人们发现自己出现上述症状时应提高警惕，及时就医。

3. 及时治疗癌前病变

在致癌因素的长期作用下，一小部分病变可以发展为癌。及时治疗癌前病变对肿瘤的预防有积极的意义。常见的癌前病变有皮肤慢性溃疡、皮肤角化症、黏膜白斑、黑痣和瘘管，以及食管、胃肠及子宫颈的息肉，肝硬化，萎缩性胃炎等。

4. 合理治疗早期肿瘤

对早期肿瘤进行根治性手术或放、化疗综合治疗，可以有效改善预后。早期肿瘤患者的预后明显比中晚期患者好。

（三）三级预防

三级预防又称为康复预防，主要是通过临床治疗，定期复查，防止癌症转移，监测新的病灶，以及对晚期患者进行止痛、康复或者姑息治疗，以减少患者的痛苦，提高生活质量及延长生存时间。目前主要的治疗手段有手术治疗、化疗、放疗、内分泌治疗、免疫治疗、靶向治疗、中医治疗、止痛治疗与临终关怀等。

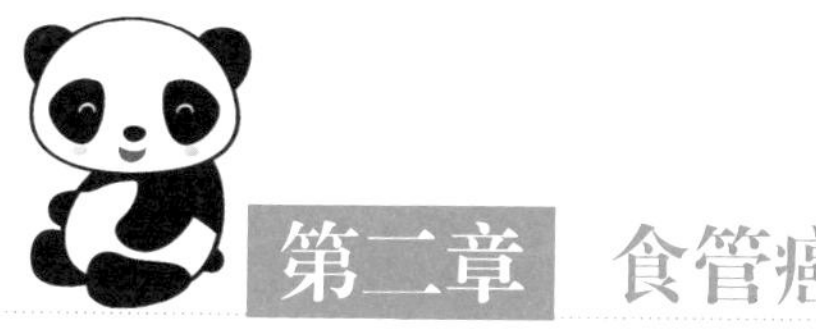

第二章 食管癌

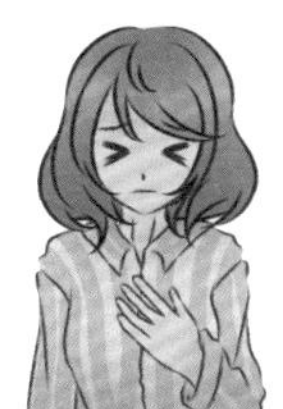

一、解剖结构

食管在第6颈椎下缘与咽相连，穿过膈的食管裂孔进入腹腔，最终到达胃的贲门，是一种前后扁窄的管道，是消化道最狭窄的部分。食管本身没有消化作用，其主要功能为运输食物和液体进入胃。

二、流行病学

世界卫生组织旗下权威统计机构（GLOBOCAN）2020年发布的统计数据显示，我国食管癌的发病率与病死率均较高，发病率在全球排名第4，患者数量排名世界第1，粗死亡率高。虽然多年来我国对食管癌的诊治工作非常重视，但是大多数食管癌患者确诊时分期较晚，预后不佳。

三、发病机制

食管癌的病因尚不明确，可能的机制：在长期刺激下，受损的食管上皮发生一系列的遗传性改变和异型增生，最后演变为食管癌。

（一）不良的饮食和生活习惯

进食粗糙的食物，进食过烫的食物和液体，或进食速度过快，是食管癌的危险因素。虽然老人常说“趁热吃，趁热喝”，但是这些生活习惯可能损伤食管上皮。待食物稍冷却后在温热状态下食用，细嚼慢咽，能有效降低食管癌患病风险。吸烟和酗酒等不良生活习惯也是食管癌的危险因素。

（二）亚硝胺和真菌

腌制的蔬菜、加工过的肉和其他含硝酸盐的食物都可能含有亚硝胺类化合物，如腌制泡菜、腌制腊肠、腊肉和烟熏肉。亚硝胺类化合物具有高度致癌性。一些真菌能将硝酸盐还原为亚硝酸盐，少数还可合成亚硝胺。因此，腌制的食物摄入需适量，霉变的食物勿食用。

（三）营养不良及微量元素缺乏

多个亚洲食管癌高发地区发起的调查发现，多数居民每日所进食的食物中，动物蛋白及各种维生素的摄入量不足。建议在每日饮食中，多食用优质的动物蛋白（如鱼肉、虾、瘦肉等）和新鲜的蔬菜水果，还可以在医生的推荐下，补充复合维生素片剂。

（四）遗传因素

食管癌有较明显的家族聚集现象。研究发现，在食管癌高发的家族中，染色体结构和数目异常的人明显较多。食管癌可能与多个原癌基因（如*INT-2*、*C-MYC*、*EGFR*等）的激活及抑癌基因（如*P53*）的失活相关。食管癌相关指南推荐有食管癌家族史的人群，行内镜下食管黏膜碘染色进行食管癌筛查。

（五）其他因素

食管黏膜损伤、食管腐蚀伤、慢性刺激与慢性炎症、贲门失弛缓症和胃-食管反流都与食管癌发病相关。

四、癌前病变

较多癌前病变可以逐渐进展为食管癌，建议尽早就医，进行相关治疗。

病理学上将患者食管下端有不正常的柱状上皮覆盖称为Barrett食管。Barrett食管是食管腺癌的癌前病变，患者发生食管癌的危险性显著高于正常人。

食管不典型增生包括食管原位癌，即最早期的食管癌。食管原位癌是指癌细胞局限在基底膜内，癌细胞在没有突破基底膜时一般不会发生淋巴结转移或者器官转移。食管原位癌患者预后通常较好。

五、分类

（一）根据病理类型分类

食管癌根据病理类型主要分为四类：鳞状细胞癌、腺癌、腺鳞癌和未分化癌。临床常见鳞状细胞癌和腺癌。鳞状细胞癌通常发生于食管的中间或顶部，我国食管癌患者鳞状细胞癌较多。腺癌大部分位于食管下段，即食管底部靠近胃部的食管。

（二）根据大体病理分类

1. 早期食管癌

早期食管癌包括原位癌（肿瘤局限在基底膜内）及没有发生淋巴结转移的早期浸润癌（肿瘤局限在食管黏膜或黏膜下层）。其根据形态主要分为四型，包括隐伏型、糜烂型、斑块型和乳头型。

2. 中晚期食管癌

肿瘤已经突破食管黏膜或黏膜下层，可深入肌层，甚至突出食管管腔。这时食管管腔可发生不同程度的狭窄，严重的还会引起食管梗阻症状。不同分型的食管癌发生梗阻症状的时间不同。中晚期食管癌根据形态可以分为肿块型、溃疡型和缩窄型。

六、临床症状

食管癌患者临床症状的严重程度与病情的分期并不完全一致。缩窄型食管癌患者早期就出现吞咽困难的症状，溃疡型食管癌患者可能在疾病晚期才会出现吞咽困难的症状。食管癌常见临床症状见图2–1。

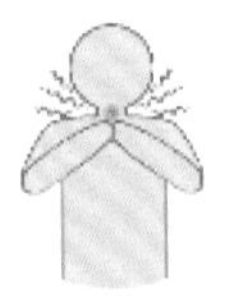

吞咽困难

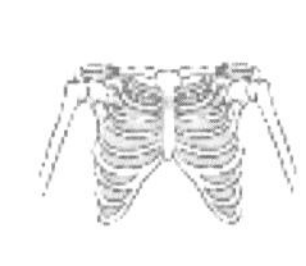

胸骨后疼痛

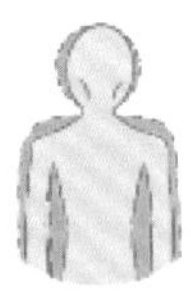

消瘦

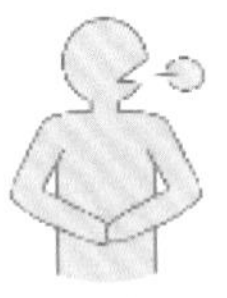

嗳气

图2–1　食管癌常见临床症状

（一）早期症状

食管癌早期症状通常不明显。患者有时可能有吞咽不适感，如吞咽食物有哽咽感，食物通过困难，有异物感，吞咽水后可缓解，也可能有胸骨后烧灼感、针刺样或牵拉摩擦样痛感。这些症状通常较轻，常常被人们忽视。

（二）进展期症状

随着疾病的进展，临床症状逐渐明显，出现进行性吞咽困难、吞咽疼痛、胸骨后疼痛、背部疼痛、食物反流、消瘦和体重下降等症状。

1. 进行性吞咽困难

进行性吞咽困难是进展期食管癌患者最常见的临床症状，主要表现为持续性的、不断加重的吞咽困难。比如最开始是吃偏硬的食物时，逐渐为吃半流质如粥样的食物时，到最后吃流质的食物，如牛奶和水，甚至自己的唾液都咽不下去。吞咽困难的患者还可能出现进食时恶心、呕吐。

2. 吞咽疼痛

进展期食管癌患者在吞咽困难的同时，还可能感到咽喉、胸口、上腹部都有刺痛、钝痛及烧灼痛。

3. 胸骨后疼痛、背部疼痛

进展期食管癌患者常有胸骨后疼痛以及背部的沉重不适感、钝痛、隐痛和烧灼痛。这种疼痛是持续性的，与是否有吞咽动作无关。当肿瘤破溃、穿孔时，患者还会伴有呕血的症状；当肿瘤侵犯椎体时，可能会造成剧烈疼痛。

4. 食物反流

进展期食管癌患者可能会出现食管逆向蠕动，发生呕吐。食物反流发生的阶段不一，可以在刚发生吞咽困难时出现，也可能出现较晚或者不出现。呕吐的成分以泡沫和黏液为主，有时可混有食物残渣和血迹。此时一定要注意，呕吐时容易发生误吸，食物进入气管会导致吸入性肺炎。

5. 消瘦和体重下降

食管癌直接影响患者的进食，患者很容易出现营养不良，体重快速下降。

6. 其他症状

如果肿瘤侵犯喉返神经，会出现声音嘶哑等。肿瘤侵犯气管或支气管，可出现吞咽食物或水时剧烈呛咳，甚至引发呼吸道感染。

七、诊断和鉴别诊断

（一）诊断

医生诊断主要依靠典型病史（吞咽困难的情况，有无声音嘶哑、呛咳、呕血或黑便等）、影像学检查以及内镜检查。如果患者的年龄大于40岁，所在地区食管癌的发病率很高或平常有不健康的饮食习惯，出现吞咽困难时，医生会考虑食管癌的可能，做一些相关的体格检查，并建议患者做一些辅助检查。

（二）鉴别诊断

并非出现上述临床症状就一定是食管癌，其他很多疾病也有类似症状，不必过于恐慌。医生主要根据不同的症状、体征以及实验室检查将食管癌与反流性食管炎、食管憩室、食管平滑肌瘤、贲门失弛缓症、食管良性狭窄和食管外压性狭窄相鉴别。

八、辅助检查

表2-1列出了食管癌患者就诊时所需要接受的辅助检查。

表2-1　食管癌患者需要接受的辅助检查

检查类别	类目	说明
实验室检查	血常规、肝功能、肾功能、电解质、凝血功能、大便常规、尿常规、输血前多项、肿瘤标志物、血型	—
影像学检查	胸腹部CT平扫	—
	胸部CT增强	—
	X线消化道造影	—
	PET-CT	—
消化内镜	上消化道内镜	—
	超声内镜	—
病理学检查	内镜活检	—
	手术切除后活检	送检整块组织以及淋巴结
	免疫组织化学检查	进一步了解肿瘤的情况
其他检查	心电图	—
	心脏彩超	年龄较大或可能患有心脏相关疾病的患者
	肺功能检查	需要手术的患者，或者年龄较大的患者
	下肢静脉彩超	恶性肿瘤患者几乎都具有血栓高风险

九、分期

食管癌TNM分期系统（第8版）见表2-2。

表2-2 食管癌TNM分期系统（第8版）

T分期	肿瘤在原发灶上生长的程度
TX	原发肿瘤不能评价
T0	没有原发肿瘤的证据
Tis	高级别上皮内瘤变／异型增生
T1	肿瘤侵入黏膜固有层、黏膜肌层或黏膜下层
T1a	肿瘤侵入黏膜固有层或黏膜肌层
T1b	肿瘤侵入黏膜下层
T2	肿瘤侵入固有肌层
T3	肿瘤侵入食管纤维膜
T4	肿瘤已经完全穿过食管并生长到附近结构
T4a	肿瘤侵入胸膜、心包、奇动脉、膈肌或腹膜
T4b	肿瘤侵入其他邻近结构，如椎体、气管或主动脉
N分期	区域淋巴结转移情况
NX	区域淋巴结不能评价
N0	无区域淋巴结转移
N1	1~2个区域淋巴结转移
N2	3~6个区域淋巴结转移
N3	≥7个区域淋巴结转移
M分期	远处转移情况
M0	没有远处转移
M1	有远处转移

十、治疗

目前食管癌主要的治疗方法包括手术治疗、内镜治疗、放疗、化疗、靶向治疗和免疫治疗等。

（一）手术治疗

1. 手术入路

根治性手术入路：经腹、经胸、经颈，需要根据手术方式来选择。科技的发展带来了不少改善，胸腔镜、腹腔镜、纵膈镜、机器人手术等各种微创技术的使用大大减小了患者的创伤。

2. 切除范围和手术术式

根治性手术的切除范围：首先对包含肿瘤的部分食管进行完全的切除并确保切除的部分食管的上、下端没有癌症残留，其次还包括食管癌周围的纤维结缔组织以及区域淋巴结。

胃造瘘术：当晚期食管癌患者出现进食困难时，可以选择胃造瘘术。经皮穿刺，放置胃造瘘管，营养液就可以通过胃造瘘管直接输入胃内，提供营养和满足其他治疗需要。这是一种安全有效的途径。

3. 消化道重建

食管部分切除后，为了保证消化道的连贯，需要“吻合术”将离断的消化道续接在一起。有时为了消化道的完整性，医生会根据情况使用胃、小肠或者结肠来代替食管。胃通常是首选的用于代替的器官（图2–2）。

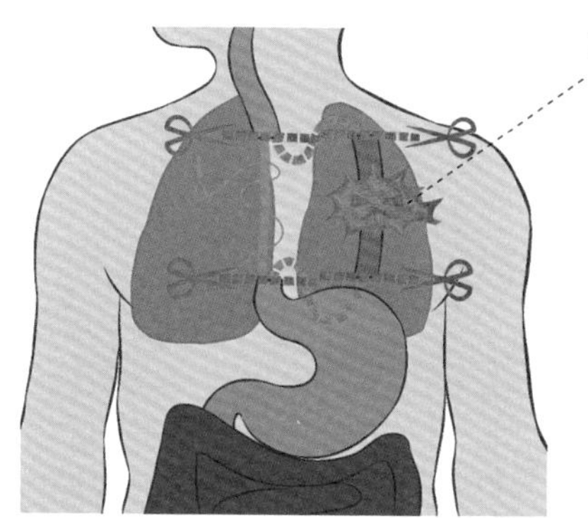

图2-2　食管癌手术术式示意图

橙色虚线部分：切除的部分食管；蓝色实线部分：食管-胃吻合，将上端食管和胃续接一起。

（二）内镜治疗

1. 内镜切除指征

临床医生会在手术时对需要治疗的病变部位进行全面评估，确定是否可以进行内镜切除。目前一些癌前病变如低级别上皮内瘤变/异型增生，以及一些分期特别早的食管癌可以进行内镜治疗。

2. 内镜手术术式

用于治疗早期食管癌的内镜治疗手段有很多种，主要有内镜下黏膜切除术、内镜下黏膜剥离术、多环套扎黏膜切除术、内镜下分片黏膜切除术以及射频消融、冷冻治疗等，需要医生根据情况为患者推荐。

3. 术后处理和随访

内镜治疗后，医生会将切下来的组织进行病理学检查，再次明确肿瘤分期。当发现食管癌的病灶超过黏膜肌层时，还需追加外科手术治疗。这种微创治疗不仅可以保留食管的结构，还可以保护食管的功能，减少术后并发症。

4. 手术时长

手术切除的难易程度不同，手术时长有区别，再加上麻醉准备和复苏的时间，通常在2小时以上。

5. 术后注意事项

内镜手术也是手术，术后能否正常饮食需要遵循医生的指导。术后当日通常不能饮食，且需要口服抑制胃酸的药物和其他的辅助药物1～2个月，促进创面愈合，预防出血。患者完全康复后通常能够恢复正常饮食。

（三）放疗

很多情况下医生会建议食管癌患者接受放疗。然而，患者和家属对放疗常常不了解。经过调研，以下问题是患者和家属常关心的问题。

1. 放疗时机

放疗时机取决于患者肿瘤发展的阶段和肿瘤的位置。对于部分食管癌患者，接受根治性放疗可取得比较好的治疗效果。

2. 放疗方法

放疗有多种不同的方法，如外照射分次放疗、近距离放疗、立体定向放射手术、术中放疗等。通常对食管癌使用外照射分次放疗。因为食管的特殊性，走形路径上有较多的重要器官，包括心、肺、大动脉等，医生常常运用调强适形放疗技术。

（四）化疗

目前，化疗可以应用于食管癌治疗的各个阶段，在食管癌的治疗中起到至关重要的作用。

常用方案：氟尿嘧啶+奥沙利铂，氟尿嘧啶+亚叶酸+奥沙利铂+多西他赛，氟尿嘧啶+顺铂，紫杉醇+顺铂，卡培他滨+奥沙利铂。

（五）靶向治疗和免疫治疗

对于一些已经有远处转移的患者，在条件允许的情况下，可以应用靶向治疗。靶向治疗是一种在细胞分子水平上针对已明确的致癌位点的治疗手段。这种位点可以是肿瘤细胞表面或者内部的一个蛋白分子，也可以是一个基因片段。根据基因检测结果，选择不同的靶向治疗药物。

1. 食管癌靶向治疗常用靶点和靶向治疗药物

食管癌靶向治疗常用靶点和靶向治疗药物见表2–3。

表2–3　食管癌靶向治疗常用靶点和靶向治疗药物

靶点	靶向治疗药物
人表皮生长因子受体2（HER2）	曲妥珠单抗（赫赛汀）
靶向血管内皮生长因子（VEGF）	雷莫卢单抗、阿帕替尼单抗

2. 食管癌靶向治疗目前可用的药物

帕博利珠单抗、卡瑞利珠单抗、纳武利尤单抗等多种免疫检查点抑制剂已经应用于食管癌的治疗。如果患者的某些肿瘤标志物检测呈阳性，则可能适合免疫检查点抑制剂治疗。医生还会权衡其他因素，以确定使用免疫检查点抑制剂治疗是否适合患者。

十一、预防

（一）一级预防

在生活中不要食用发霉变质的食物；不吃过热、过烫的食物；不长期吸烟、酗酒；减少熏制、腌制食物的摄入，多食用优质的动物蛋白（如鱼肉、虾、瘦肉等）和新鲜的蔬菜水果；及时治疗食管上皮增生、息肉、食管炎、憩室等疾病。

（二）二级预防

尽可能做到早发现、早治疗，以降低死亡率为目的。如有吞咽食物受阻，疼痛感，灼热感，肩膀锁骨、胸口疼痛，不明原因的体重下降，经常打嗝和恶心、呕吐等症状，应及时去医院就诊。

（三）三级预防

食管癌三级预防是指采取积极措施改善患者生活质量，促进康复，目的在于提高食管癌患者的生存率。

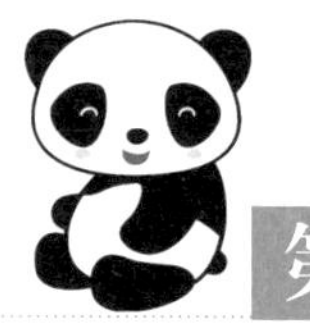

第三章 胃癌

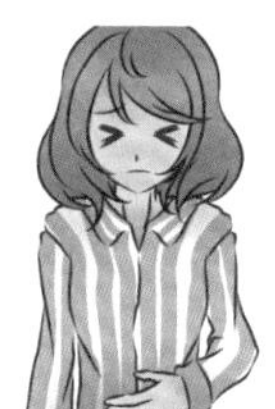

一、解剖结构

胃是消化系统中一个较大的中空器官，它就像一个两头带有“松紧”的口袋，可以暂时储存食物，分批送入后续的消化道中。近端的“松紧”叫作贲门，只有在进食过程中，食物需要进入胃时才会舒张打开（开放食管和胃间的“松紧”），当食物都通过后，又会立即关闭。

二、流行病学

胃癌是恶性程度和发病率都很高的恶性肿瘤。世界卫生组织旗下权威统计机构（GLOBOCAN）2020年发布的统计数据显示，胃癌发病率和死亡率均很高，全球胃癌新发患者数为1 089 103人，死亡人数为768 793人，东亚地区发病率较高，男性的发病率是女性的2倍以上。2019年，我国国家癌症中心数据表明，我国胃癌的发病率占所有恶性肿瘤的第2位，死亡率占第3位，高于世界平均水平。

三、发病机制

胃癌的发病机制目前尚不明确，可能与以下因素相关。

（一）生物因素

世界卫生组织将幽门螺杆菌列为引发胃癌的重要因素，但目前有学者认为，仅幽门螺杆菌感染并不足以引发癌变，还有其他因素共同作用。目前尚无有效数据证明抗幽门螺杆菌感染的治疗对胃癌的治疗有效。也有研究认为，EBV也与胃癌的发生相关。

（二）不良饮食

目前已知与胃癌的发病率相关的食物：①熏制/腌制的食物，如烟熏的肉类、各种泡菜。腌制食物中含有硝酸盐和亚硝酸盐。②烟熏煎烤的食物含有多环芳烃类化合物，可在机体中活化为高毒性的代谢产物。③黄曲霉毒素污染的食物，如发霉的花生、水果、肉类。④某些营养素、微量元素摄入不足，饮用水污染。

（三）环境因素

参与或长期从事开采煤矿、橡胶或石棉类工作是胃癌发病的高危因素。

（四）遗传因素

胃癌有遗传倾向，具有胃癌家族史的人，胃癌的发病率比正常人显著增加。

四、癌前病变

胃的癌前病变是指一类容易发生癌变的胃黏膜组织病理学变化，即胃黏膜的异型增生和肠上皮化生。这些病变主要伴存于胃息肉、慢性萎缩性胃炎以及胃部分切除术后的残胃等。

五、命名和分类

肿瘤通常需要根据发病部位、病理类型、分期和分子分型来命名，如胃窦腺癌（T2N1M0）。

（一）根据预后分类

目前按照不同的病理学分期，胃癌可分为早期胃癌、局部进展期胃癌和进展期胃癌。

（二）根据病理类型分类

胃癌常见的病理类型有很多，如腺癌、乳头状腺癌、黏液腺癌、印戒细胞癌、未分化细胞癌、肉瘤、间质瘤和神经内分泌肿瘤等。我国绝大多数胃癌的病理类型是腺癌。

（三）根据部位分类

胃癌按常见的发病部位可以分为胃底癌、胃体癌和胃窦癌等。

六、临床症状

胃癌的临床症状通常较为不明显，甚至很多早期胃癌患者没有明显的临床症状。这里分期列举一些胃癌常见临床症状（图3-1）。

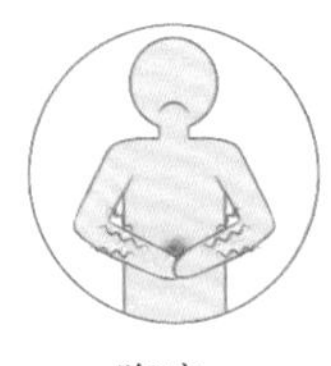

腹痛

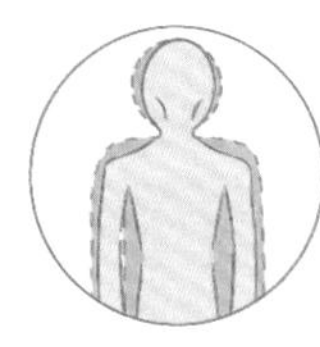

消瘦

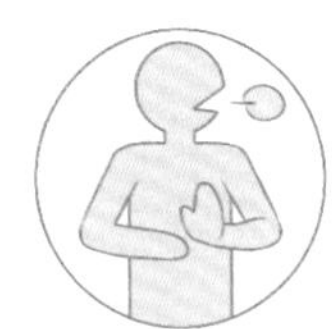

厌食

图3-1　胃癌常见临床症状

（一）早期症状

大部分的早期胃癌患者是没有症状的，少数患者可有消化不良、饱腹等轻微不适感，常被误认为是普通胃炎而忽略，延误了治疗。

（二）进展期症状

进展期胃癌患者可以出现上腹痛、体重明显下降，部分患者可触及包块。胃癌的疼痛通常没有规律，与进食无关，主要位于左上腹，部分患者因有溃疡而伴随进食后疼痛。

（三）晚期症状

晚期患者可能出现厌食、贫血和消瘦等症状，也可出现呕血和黑便，左侧锁骨上淋巴结肿大。胃癌终末期的患者可能会骨瘦如柴，这被称为恶病质状态或者恶病质。

七、诊断和鉴别诊断

（一）诊断

当患者在门诊就诊时，医生会根据患者描述的临床症状和查体发现的体征来诊断疾病。胃癌患者常常出现上腹部不适感、食欲不振、消瘦、呕血或黑便、进食有哽咽感及体重下降等临床症状，体格检查发现左侧锁骨上淋巴结肿大、上腹部肿块、腹水等体征。接下来，医生会开具多种检查，然后结合多种实验室检查、影像学资料、胃镜检查以及病理学检查来确定胃癌诊断。胸部、腹部、盆腔部CT检查是治疗前分期的基本手段，MRI、腹腔镜探查及PET分别作为CT疑诊肝转移、腹膜转移及全身转移的备选检查手段。

（二）鉴别诊断

胃癌主要需与胃溃疡以及胃良性肿瘤鉴别。胃溃疡的疼痛多在餐后1小时内出现，经1～2小时后逐渐缓解，直至下餐进食后再复现。医生主要通过胃镜检查及病理学检查对这些疾病进行鉴别。

八、辅助检查

表3-1列出了胃癌患者所需要接受的辅助检查。

表3-1　胃癌患者所需要接受的辅助检查

检查类别	类目	说明
实验室检查	血常规、肝功能、肾功能、电解质、凝血功能、大便常规、尿常规、输血前多项、肿瘤标志物、血型	—
影像学检查	腹部CT增强+平扫	—
	胸部CT平扫	—
	PET/CT	必要时
影像学检查	肝MRI增强	分辨是否有肝转移
	盆腔MRI平扫	分辨是否有盆腔转移
消化内镜	上消化道内镜	—
	超声内镜	—
病理学检查	内镜活检	—
	手术切除后活检	送检整块组织以及淋巴结
	免疫组织化学检查	为了进一步了解肿瘤的情况

续表3-1

检查类别	类目	说明
其他检查	心电图	—
	心脏彩超	年龄较大或心脏有问题的患者
	肺功能检查	需要手术的患者，或者年龄较大的患者
	下肢静脉彩超	恶性肿瘤患者几乎都具有血栓高风险

九、分期

胃癌TNM分期系统（第8版）见表3-2。

表3-2　胃癌TNM分期系统（第8版）

T分期	肿瘤在原发灶上生长的程度
TX	原发肿瘤不能评价
T0	没有原发肿瘤的证据
Tis	原位癌：上皮内肿瘤，未侵及固有层，高度不典型增生
T1	肿瘤侵入黏膜固有层、黏膜肌层或黏膜下层
T1a	肿瘤侵入黏膜固有层或黏膜肌层
T1b	肿瘤侵入黏膜下层
T2	肿瘤侵入固有肌层
T3	肿瘤穿透浆膜下结缔组织，而尚未侵犯脏层腹膜或邻近结构
T4	肿瘤侵犯脏层腹膜或邻近结构
T4a	肿瘤穿透脏层腹膜，未侵犯邻近结构
T4b	肿瘤侵犯邻近结构和器官
N分期	区域淋巴结转移情况
NX	区域淋巴结不能评价
N0	无区域淋巴结转移

续表3-2

N1	1～2个区域淋巴结转移
N2	3～6个区域淋巴结转移
N3a	7～15个区域淋巴结转移
N3b	≥16个区域淋巴结转移
M分期	远处转移情况
M0	没有远处转移
M1	有远处转移，如肝或肺

十、治疗

目前用于治疗胃癌的主要方法包括手术治疗、内镜治疗、放疗、化疗、靶向治疗和免疫治疗等。

（一）手术治疗

1. 手术入路

根治性手术入路：均在腹部。科技的发展带来了不少改善，腹腔镜手术、机器人手术等各种微创技术的应用大大减小了患者的创伤。

2. 切除范围和手术术式

根治性手术的切除范围需要根据肿瘤的部位、分期和病理分型等多种因素决定。胃癌的根治性手术必须保证足够的近端、远端切缘，充分切除病灶，清扫相关淋巴结。根据不同的切除范围命名手术术式，通常有全胃切除术和远端胃切除术（图3-2）。

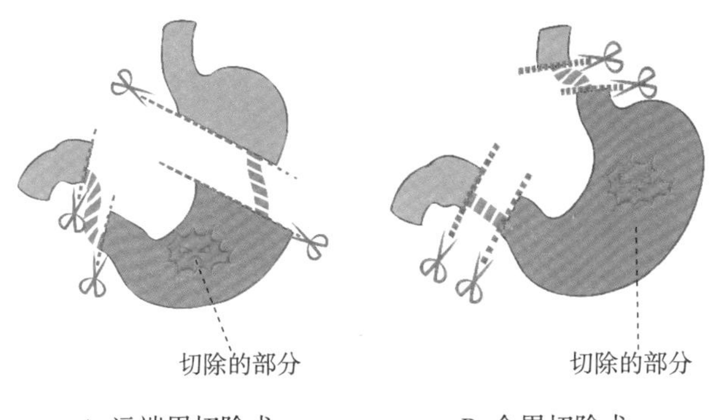

A. 远端胃切除术　　B. 全胃切除术

图3-2　胃癌手术示意图

3. 淋巴结清扫术

胃癌细胞可以通过胃壁淋巴管到达胃周的淋巴结，然后不断地向周围的组织及更上一级的淋巴结浸润和转移。胃周的淋巴结通常分布于血管周围。外科手术时，医生会沿着血管走形清扫相应淋巴结。

4. 消化道重建

部分或者全胃切除后，需要进行消化道重建来保证消化道的连续性。胃癌术后的消化道重建方式众多，不同的重建方式有各自的优点和缺点，需要根据切除范围、切除方式、患者的个人情况进行选择。

5. 可能的并发症

所有手术术式均可能出现的并发症有吻合口瘘、肠梗阻、出血、感染和伤口裂开等，其中最为严重的是吻合口瘘。长期并发症有倾倒综合征、消化不良、营养不良、贫血及骨质疏松等。

6. 不可手术的原因

多种原因可导致患者没有机会接受手术治疗。一是肿瘤不可切除：原发肿瘤外侵严重，与周围正常组织无法分离或肿瘤已包绕大血管，剥除肿瘤组织易造成血管破裂，威胁患者的生命；区域淋巴结已经转移固定、融合成团，或转移淋巴结没有在手术可清扫范围内；已经发生远处转移或已经存在肿瘤腹腔种植等。二是存在手术禁忌证不可切除或拒绝手术者，包括全身情况差，严重的低蛋白血症和贫血、营养不良导致无法耐受手术，合并非常严重的基础疾病不能耐受手术等。

（二）内镜治疗

1. 内镜切除指征

对手术指征的把控非常重要。临床医生会在手术时对患者需要治疗的病变部位进行全面评估，确定是否可以进行内镜切除。目前一些癌前病变如低级别上皮内瘤变/异型增生和一些分期特别早的胃癌可以进行内镜治疗。

2. 内镜手术术式

用于治疗早期胃癌的内镜手术术式有很多种，如内镜下黏膜切除术、内镜下黏膜剥离术、多环套扎黏膜切除术、内镜下分片黏膜切除术以及射频消融、冷冻治疗等，需要医生根据情况为患者推荐。

3. 术后处理和随访

内镜治疗后，医生会将切下来的组织进行病理学检查，再次明确肿瘤分期。当发现肿瘤的病灶超过黏膜肌层时，还需追加外科手术治疗。

4. 术后饮食

内镜手术后饮食需要遵循医生的指导，术后当日通常不能饮食，且需要口服抑制胃酸的药物和其他的辅助药物1 ~ 2个月，促进创面愈合，预防出血。患者完全康复后通常能够恢复正常饮食。

（三）放疗

很多情况下医生会建议胃癌患者接受放疗。然而，患者和家属对放疗常常不了解。

1. 放疗时机

放疗时机取决于患者肿瘤发展到的阶段，肿瘤侵犯的范围，肿瘤的放、化疗敏感性和患者的身体基础情况等。有时需要和化疗联合应用。具体的治疗方案由专科医生权衡患者各方面的情况后决定。

2. 放疗方式

放疗有多种不同的方式，如外照射分次放疗、近距离放疗、立体定向放射手术和术中放疗等。医生常常运用调强适形放疗技术，该技术在靶区剂量分布、正常组织器官保护等方面均表现优异，特别是在胃肠道、肾或肝等的保护方面表现优异，可减少放疗相关不良反应。

（四）化疗

目前，化疗可以应用于胃癌治疗的各个阶段，在胃癌的治疗中起到至关重要的作用。

常用方案：替吉奥单药（S-1方案），奥沙利铂+替吉奥（SOX方案），奥沙利铂+卡培他滨（CAPOX/XELOX方案），奥沙利铂+多他西塞+氟尿嘧啶（FLOT方案），亚叶酸钙+氟尿嘧啶+奥沙利铂（FOLFOX方案）等。具体的方案、周期需要根据患者情况制订。

（五）靶向治疗和免疫治疗

对于一些已经有远处转移的患者，在有条件的情况下，可以应用靶向治疗。靶向治疗是一种在细胞分子水平上针对已明确的致癌位点的治疗手段。这种位点可以是肿瘤细胞表面或者内部的一个蛋白分子，也可以是一个基因片段。根据基因检测结果，选择不同的靶向治疗药物。

1. 胃癌靶向治疗常用靶点和靶向治疗药物

胃癌靶向治疗常用靶点和靶向治疗药物见表3-3。

表3-3　胃癌靶向治疗常用靶点和靶向治疗药物

靶点	靶向治疗药物
人表皮生长因子受体2（HER2）	曲妥珠单抗（赫赛汀）
靶向血管内皮生长因子（VEGF）	雷莫卢单抗、阿帕替尼单抗

2. 胃癌靶向治疗目前可用的免疫治疗药物

帕博利珠单抗、卡瑞利珠单抗等多种免疫检查点抑制剂已经可以应用于胃癌的治疗。如果患者的某些肿瘤标志物检测呈阳性，可能适合免疫检查点抑制剂的治疗。医生还会权衡其他因素，以确定使用免疫检查点抑制剂治疗是否适合患者。

十一、预防

（一）一级预防

改变不良饮食结构，多食新鲜的蔬菜水果，摄入优质蛋白等。过烫的食物应冷却后食用，粗糙坚硬、不好消化的食物应少吃。少食熏制/腌制的食品，如泡菜、腊肉和烤肉等。尽量少饮烈性酒，避免酗酒，戒烟。不食用发霉和腐败的食物，注意饮用水的卫生。积极治疗胃溃疡、慢性胃炎等基础胃病，治疗胃内幽门螺杆菌感染、胃息肉、慢性萎缩性胃炎等癌前病变。

（二）二级预防

二级预防指的是早发现、早诊断和早治疗，目的在于降低胃癌死亡率。胃癌二级预防的核心内容是在早期阶段发现胃癌患者，为其争取早治疗机会。定期去医院做筛查，可以及时发现胃癌的癌前病变，并进行治疗。有高危因素的人群可以选择定期进行胃癌筛查。

（三）三级预防

胃癌三级预防是指采取积极措施改善患者生活质量，促进康复，目的在于提高胃癌患者的生存率。

第四章　结肠癌

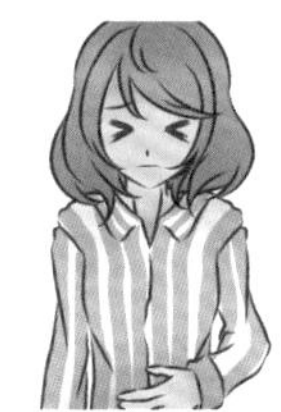

一、解剖结构

结肠也称为大肠，包括盲肠、升结肠、横结肠、降结肠和乙状结肠。结肠是长管状的器官，成人结肠长120～200cm。结肠的主要生理功能包括吸收功能、运动功能、分泌功能以及保存对人体有益的细菌菌群等。作为消化系统的最后一部分，结肠可以将水从消化完成的食物中重新吸收回身体中，将消化剩余的食物残渣从液体变为固体，形成粪便。

二、流行病学

结肠癌是恶性程度和发病率都很高的恶性肿瘤。根据世界卫生组织旗下权威统计机构（GLOBOCAN）2020年发布的统计数据，结肠癌发病率和死亡率均很高，全球结肠癌新发患者数为1 148 515人，死亡人数为576 858人。我国国家癌症中心数据表明，结肠癌是危害我国群众健康的重要疾病之一。

三、发病机制

结肠癌的发病机制尚不明确，可能与以下因素相关。

（一）结肠的慢性炎症

血吸虫病和溃疡性结肠炎等疾病会使肠黏膜被反复破坏，最终可能导致癌变。

（二）不良饮食习惯

目前已知与结肠癌发病相关的饮食因素：高脂、高蛋白和低纤维饮食，含亚硝胺类物质的饮食，以及过量食用腌制的蔬菜、加工过后的肉和其他含硝酸盐的食物。

（三）遗传因素

结肠癌有遗传倾向，具有结肠癌家族史的人群，发病率比正常人显著增加。

四、癌前病变

结肠癌的癌前病变有很多。部分良性腺瘤，尤其是家族性结肠息肉病，很多情况下是癌前病变。溃疡性结肠炎、部分克罗恩病也可以进展成结肠癌。如果发现这些癌前病变，应该在医生的指导下及时治疗。

五、命名和分类

肿瘤通常需要根据发病部位、病理类型、分期和分子分型来命名，如升结肠腺癌（T2N1M0）微卫星不稳定型。

（一）根据病理类型分类

结肠癌按病理类型可分为腺癌、腺鳞癌和未分化癌等，其中腺癌多见。

（二）根据部位分类

结肠癌可以发生于结肠的各个部位，按常见的发病部位可以粗略分为左半结肠癌和右半结肠癌，还可细分为盲肠癌、升结肠癌和乙状结肠癌等。

六、临床症状

由于结肠癌的癌肿病理类型和部位不同，临床症状也有所不同。结肠癌生长较缓慢，从肿瘤的产生到表现出临床症状时间跨度通常较大。结肠癌常见临床症状见图4-1。

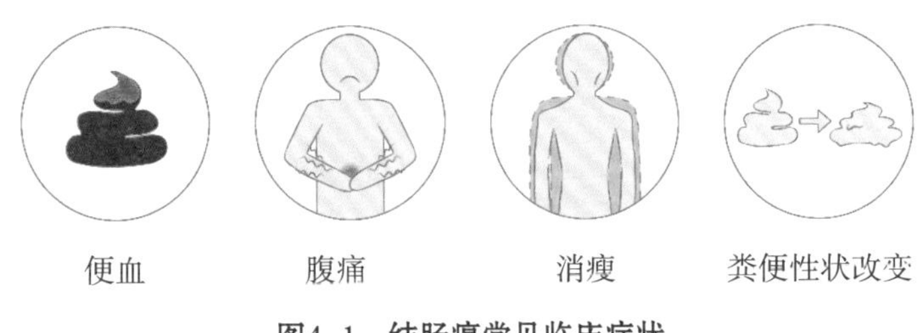

图4-1　结肠癌常见临床症状

（一）早期症状

大部分的早期结肠癌患者是没有症状的，少数患者可发现便中带血或排便行为改变。

（二）进展期症状

随着疾病的进展，患者会出现很多不同的临床症状，包括排便习惯与粪便性状改变，排便次数增加，不明原因的腹泻，长期便秘，粪便中带血、黏液或脓液，出现定位不明确的腹部持续性隐痛或腹胀感。如果患者出现肠梗阻，腹痛会明显加重或感到阵发性绞痛。有时患者还可能出现腹部肿块，这种肿块可能是瘤体，也可能是梗阻近侧肠腔内累积的粪便。随着疾病的进一步进展，会出现肠梗阻症状，主要表现是腹胀和便秘、腹部胀痛或者阵发性绞痛。

（三）晚期症状

结肠癌晚期患者可出现肝大、黄疸、腹水、水肿、锁骨上淋巴结肿大及恶病质等。肿瘤可侵犯膀胱、阴道壁或周围神经，导致骶骨疼痛。

七、诊断和鉴别诊断

（一）诊断

当患者在门诊就诊时，医生会根据患者描述的临床症状和查体发现的体征来诊断疾病。多数结肠癌患者往往是出现了食欲不振、消瘦、黑便及体重下降等临床症状才会来医院就诊。医生接诊后会根据患者的临床症状和体征做初步判断，然后会开具多种辅助检查来完善诊断。结合多种实验室检查、影像学资料、消化内镜以及病理学检查结果来确立结肠癌诊断。

（二）鉴别诊断

结肠癌主要需与肠炎、肠结核、肠息肉以及炎性肉芽肿等疾病鉴别。溃疡性结肠炎患者的炎症可能发生数十年，长期存在。结肠癌患者在短期内（1～2年）病情可能急剧加重。肠易激综合征患者可能长期腹泻。肠结核是结核分枝杆菌引起的肠道慢性特异性感染，常继发于肺结核。肠息肉可以从结肠黏膜表面突出肠腔。炎性肉芽肿是指由细菌、真菌、寄生虫感染及异物致病因子刺激引起的巨噬细胞增生所形成的境界明显的结节状病灶。

八、辅助检查

结肠癌患者常见辅助检查见表4-1。

表4-1 结肠癌患者常见辅助检查

检查类别	类目	说明
实验室检查	血常规、肝功能、肾功能、电解质、凝血功能、大便常规、尿常规、输血前多项、肿瘤标志物、血型	—
影像学检查	腹部CT增强+平扫	—
	胸部CT平扫	—
	PET/CT	必要时
	肝MRI增强	分辨是否有肝转移
	盆腔MRI平扫	分辨是否有盆腔转移
消化内镜	下消化道内镜	—
	超声内镜	—
病理学检查	内镜活检	—
	手术切除后活检	外科手术或内镜切除术，可以送检整块组织以及淋巴结
	免疫组织化学检查	为了进一步了解肿瘤的情况
其他检查	心电图	—
	心脏彩超	年龄较大或心脏有问题的患者
	肺功能检查	需要手术的患者，或者年龄较大的患者
	下肢静脉彩超	恶性肿瘤患者几乎都具有血栓高风险

九、分期

结肠癌TNM分期系统（第8版）见表4-2。

表4-2 结肠癌TNM分期系统（第8版）

T分期	肿瘤在原发灶上生长的程度
TX	原发肿瘤不能评价
T0	没有原发肿瘤的证据
Tis	原位癌、黏膜内癌
T1	肿瘤侵入黏膜下层
T2	肿瘤侵入固有肌层
T3	肿瘤穿透固有肌层到达结直肠旁组织
T4	肿瘤侵犯脏层腹膜或侵袭播散至邻近器官或结构
T4a	肿瘤穿透脏层腹膜（包括通过肿瘤的肠穿孔和通过内脏腹膜表面的炎症区域的连续侵入）
T4b	肿瘤直接侵入或者黏附于邻近器官和结构
N分期	区域淋巴结转移情况
N0	无区域淋巴结转移
N1	1～3个区域淋巴结转移；无区域淋巴结转移，但浆膜下、肠系膜内或无腹膜覆盖的结肠/直肠周围组织内有肿瘤结节
N2	≥4个区域淋巴结转移
M分期	远处转移情况
M0	没有远处转移
M1	存在一个或多个远处部位、器官或腹膜转移

十、治疗

目前用于治疗结肠癌的主要方法包括手术治疗、内镜治疗、放疗、化疗、靶向治疗和免疫治疗等。

（一）手术治疗

1. 手术入路/微创方式

根治性手术入路：均在腹部。科技的发展带来了更多方法，腹腔镜手术、机器人手术等多种微创技术的应用大大减小了患者的创伤。

2. 切除范围和手术术式

根治性手术的切除范围需要根据肿瘤的部位、分期和病理分型等多种因素决定。通常情况下，盲肠癌需要接受回盲部切除术或右半结肠切除术，升结肠癌需接受右半结肠切除术，降结肠癌行左半结肠切除术，乙状结肠癌行乙状结肠切除术或左半结肠切除术（图4–2）。

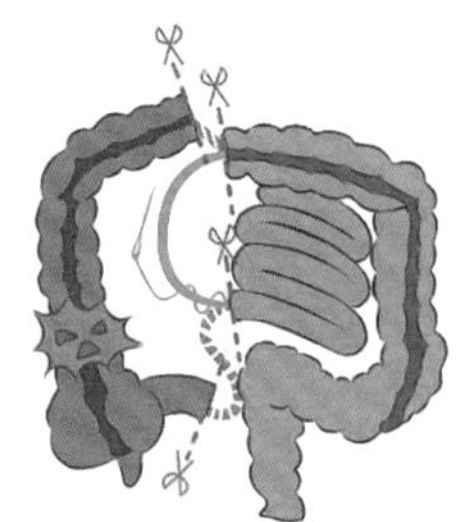
A. 右半结肠切除术

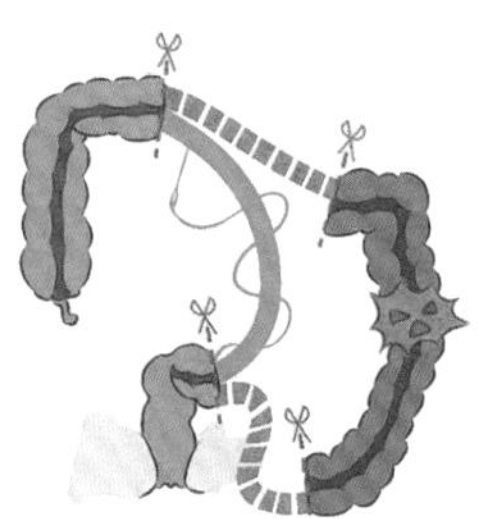
B. 左半结肠切除术

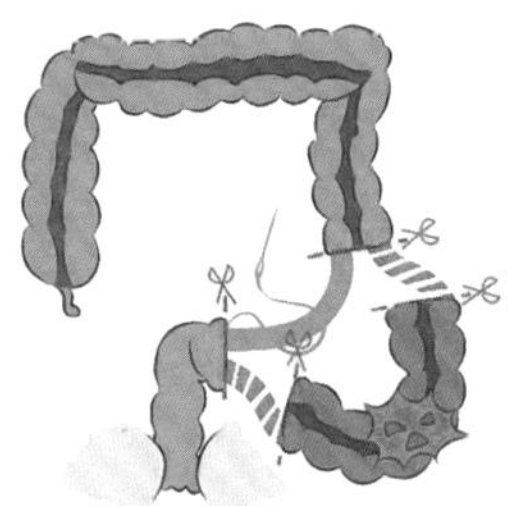
C. 乙状结肠切除术

图4–2　结肠癌手术示意图

橙色虚线部分：切除上下切缘范围；蓝色实线部分：吻合方式

3. 淋巴结清扫术

结肠癌细胞可以通过淋巴管到达周围淋巴结，然后不断地向周围组织及更上一级的淋巴结浸润和转移。外科手术时，医生先通过一些手术技术将部分重要的血管起始部的淋巴结取出，然后离断需要切除的系膜，整块清扫区域淋巴结。

4. 消化道重建

接受结肠癌根治性手术后，需要进行消化道重建来保证消化道的连续性。根据结肠癌的部位，结肠癌术后的消化道重建方式有很多种，需要根据切除范围、切除方式、患者的个人情况进行选择。

5. 造口手术

医学上造口通常指通过一系列的外科手段，将体内某器官与体表相连。结肠癌患者通常无需常规进行肠造口术，但在患者术前状况差、梗阻时间太长、术前准备较差等情况下，医生可能会建议患者行肠造口术，将一部分肠子连接到腹部皮肤，使粪便能够通过。肠造口术按照安置的时限可以分为永久性肠造口和临时肠造口，按照拖出的肠管可以分为空肠造口、回肠末端袢式造口、横结肠袢式造口和乙状结肠单腔造口等。临时肠造口在稳定数月之后，经过医生仔细评估，有机会通过手术进行造口还纳。

造口的护理和自我护理：

造口手术是挽救患者生命的手段，然而在延续患者生命的同时，改变了患者的排便途径和形象，容易对患者的心理、精神状态、生活质量等产生极大影响。配合专业人员进行造口护理，学习造口的自我护理，是改善肠造口术后患者生活质量的重要途径。

患者家属在院期间应该向护理人员多了解造口护理相关知识，努力协助提高患者的自理能力，尽可能熟悉术后早期更换造口袋的相关知识，协助护理人员管理患者饮食，学习如何对造口周围皮肤进行护理等。出院前和出院早期帮助患者适应院外生活，尽可能使患者在衣食住行方面接近普通人，减轻患者的孤单与不适感，让患者更从容地重新适应和走向社会。

随着医学技术的不断发展，造口护理产品从品种单一发展到功能全面、品类多样、维护便捷。造口护理产品按结构可以分为一件式和两件式。一件式造口袋与造口底盘结合，两件式则是分体的。两种结构的造口袋各有优缺点，适合不同的患者使用。按是否开口，造口袋可以分为闭口袋和开口袋。闭口袋是一次性的，每次快集满时即需更换，适合粪便较为成型、排便较为规律的患者。开口袋底部可以开放，适合粪便较多、较稀的患者。

除了基础的造口护理产品，还需要一些造口附件产品，如保护皮肤的造口粉、皮肤保护膜等，预防造口渗漏的防漏膏、防漏条、加厚型可塑贴环等，防臭的过滤片、清香剂等。

（二）内镜治疗

1. 内镜切除指征

对手术指征的把控非常重要。临床医生会在手术时对患者需要治疗的病变部位进行全面评估，确定是否可以进行内镜切除。目前在临床中可以用内镜切除息肉，一些癌前病变如低级别上皮内瘤变/异型增生，以及一些分期特别早的结肠癌可用内镜治疗。

2. 内镜手术术式

用于治疗早期结肠癌的内镜手术术式有很多种，主要有内镜下黏膜切除术、内镜下黏膜剥离术、多环套扎黏膜切除术、内镜下分片黏膜切除术以及射频消融、冷冻治疗等，需要医生根据情况为患者推荐。已经有肠梗阻的患者还可以在内镜下放置支架缓解肠梗阻症状。

3. 术后处理和随访

内镜治疗后，医生会将切下来的组织进行病理学检查，再次明确肿瘤分期。部分病变分期较差的患者还需追加外科手术治疗。

（三）放疗

很多情况下医生会建议结肠癌患者接受放疗。患者和家属常关心的问题如下。

1. 放疗时机

放疗时机取决于患者肿瘤发展到的阶段，侵犯的范围，放、化疗敏感性和患者的身体基础情况等。有时需要和化疗联合应用进行同步放化疗。具体的治疗方案由专科医生权衡患者各方面的情况后决定。

2. 放疗方式

放疗有多种方式，如外照射分次放疗、近距离放疗、立体定向放射手术、术中放疗等。医生常常运用调强适形放疗技术，该技术在靶区剂量分布、正常组织和器官保护等方面均表现优异，可减少放疗相关不良反应。

（四）化疗

化疗从单纯仅在姑息治疗中应用发展到可以应用于结肠癌治疗的各个阶段，在结肠癌的治疗中起到至关重要的作用。对于手术可切除的结肠癌，在需要时可以在术前或术后进行化疗。对于不可切除的结肠癌，可以进行根治性手术联合放、化疗或姑息性化疗。

常用方案：亚叶酸钙+氟尿嘧啶+伊立替康（FOLFIRI方案），奥沙利铂+卡培他滨（CAPOX/XELOX方案），氟尿嘧啶+亚叶酸钙（5-FU/LV方案），亚叶酸钙+氟尿嘧啶+奥沙利铂（FOLFOX方案）等。具体的方案、周期需要根据患者的具体情况制订。

（五）靶向治疗和免疫治疗

对于一些已经有远处转移的患者，在有条件的情况下，可以应用靶向治疗。根据免疫组织化学或基因检测结果，选择不同的靶向治疗药物。

1. 结肠癌靶向治疗常用靶点和靶向治疗药物

结肠癌靶向治疗常用靶点和靶向治疗药物见表4-3。

表4-3　结肠癌靶向治疗常用靶点和靶向治疗药物

靶点	靶向治疗药物
人表皮生长因子受体2（HER2）	曲妥珠单抗（赫赛汀）
靶向血管内皮生长因子（VEGF）	雷莫卢单抗、阿帕替尼单抗
靶向人表皮生长因子受体（EGFR，erbB1）	西妥昔单抗、帕尼单抗

2. 结肠癌靶向治疗目前可用的免疫治疗药物

结肠癌靶向治疗目前可用的免疫治疗药物包括帕博利珠单抗、卡瑞利珠单抗等。

帕博利珠单抗、卡瑞利珠单抗等多种免疫检查点抑制剂在一定的情况下已经可以应用于结肠癌的治疗。医生会权衡多种因素，以确定使用免疫检查点抑制剂治疗是否适合患者。

十一、预防

（一）一级预防

改变不良饮食结构和习惯，进食高蛋白、高热量和高维生素，且残渣较少、容易消化的食物，这不仅可以减轻肠道压力，减少排便次数，还可以避免诱发排便异常的症状。尽量少饮烈性酒，避免酗酒，及时戒烟。每日适当锻炼身体，增强自身免疫力。对于癌前病变，比如炎症性肠病、结肠息肉、结肠腺瘤等，应该在医生的指导下及时接受正确的处理，防止癌前病变发展成为结肠癌。

（二）二级预防

对高危人群而言，应该及早进行结肠癌筛查。筛查手段主要包括大便隐血试验以及结肠镜检查。在发现早期结肠癌的时候，应该及时进行正确的处理，防止结肠癌进一步发展。

（三）三级预防

结肠癌三级预防是指采取积极措施改善患者生活质量，促进康复，目的在于提高患者的生存率。

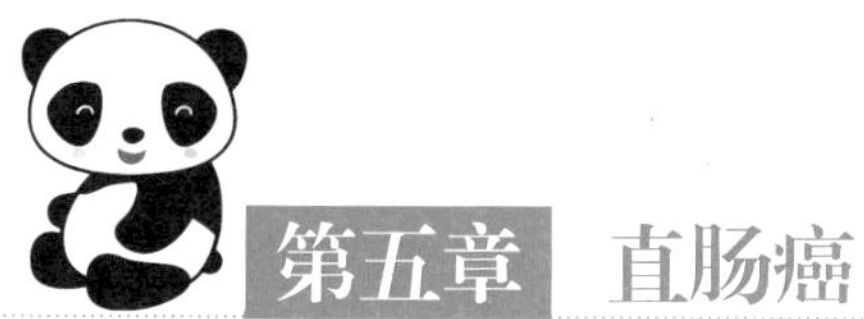
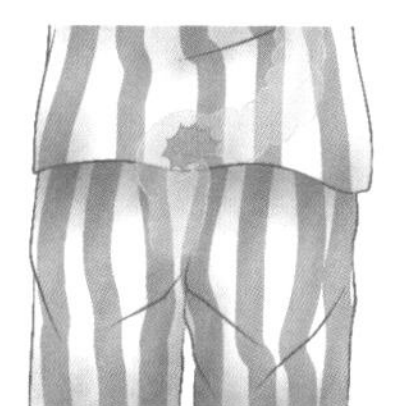

第五章 直肠癌

一、解剖结构

直肠为消化道的最后一部分，处于盆腔，它有几条高度不同且互相掩叠的皱襞，用来暂时存储粪块。直肠的主要生理功能是吸收少部分的水、葡萄糖、电解质和药物，分泌黏液助力排便。

二、流行病学

世界卫生组织旗下权威统计机构（GLOBOCAN）2020年发布的统计数据显示，全球直肠癌新发患者数为732 210人，死亡人数为339 022人。虽然多年来我国对直肠癌的诊治工作非常重视，直肠癌的发病率有所下降，但我国直肠癌的发病率与病死率仍较高。

三、发病机制

直肠癌的发病与肠道疾病、不良饮食习惯、接触化学致癌物、遗传因素、癌前病变等相关。

（一）肠道疾病

血吸虫病和溃疡性结肠炎等会使肠黏膜被反复破坏，最终可能导致癌变。

（二）不良饮食习惯

目前已知的可能与直肠癌的发病相关的饮食因素：高脂、高蛋白和低纤维的饮食、含亚硝胺类物质的饮食以及过量食用腌制的蔬菜、加工过后的肉和其他含硝酸盐的食物。

（三）遗传因素

直肠癌有遗传倾向，具有直肠癌家族史的人群，发病率比正常人显著增加。

四、癌前病变

直肠癌的癌前病变有多种。部分良性腺瘤，尤其是家族性结肠息肉病、溃疡性结肠炎和部分克罗恩病等，都可能进展成直肠癌。如果发现这些疾病，应该在医生的指导下及时接受治疗。

五、命名和分类

肿瘤通常根据发病部位、病理类型、分期和分子分型来命名，如直肠腺癌（T2N1M0）。

（一）根据预后分类

直肠癌可分为早期直肠癌、局部进展期直肠癌和进展期直肠癌。

（二）根据病理类型分类

直肠癌按病理类型可分为腺癌、腺鳞癌和未分化癌等，其中腺癌多见。

六、临床症状

由于直肠癌的病理类型和部位不同，临床症状也有所不同。

（一）早期症状

直肠癌早期患者通常没有明显的症状，可出现排便次数增多、排便前肛门下坠感、里急后重感（下腹部不适，很想解大便，但又无法一泄为快），部分患者可出现大便带血，可能表现为少量出血。

（二）进展期症状

直肠癌进展期患者的主要症状是大便习惯发生改变，如以往大便基本规律，突然大便时间不规律，还可出现大便性状改变。主要表现为患者无明显诱因出现便秘或腹泻，排便不尽感，严重者会出现大便表面有血及黏液，甚至便血。直肠癌进展期由于肿瘤体积相对较大，患者的里急后重感较明显（图5-1）。

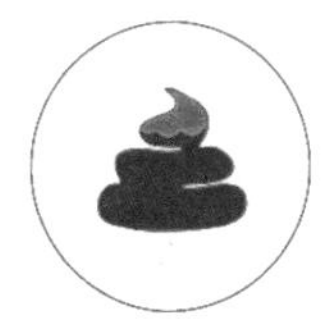

便血

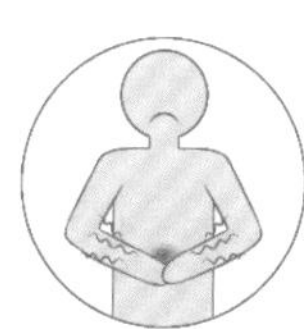

腹痛

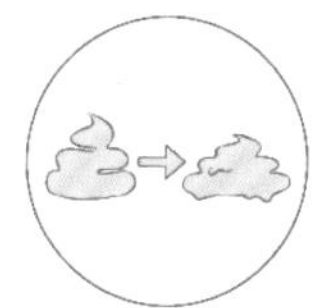

粪便性状改变

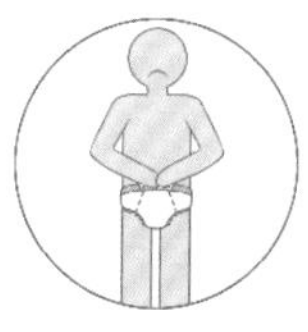

里急后重感

图5-1　直肠癌常见临床症状

（三）晚期症状

直肠癌晚期患者可能出现恶心、呕吐、腹胀、腹痛，甚至停止排气、排便的情况，这时应警惕肠梗阻。排便非常困难、出血、排血便，同时伴有很强烈的肛门刺激症状，即总是想解大便，却解不出。如果疾病继续发展，直肠癌向周围组织侵犯，患者的肛门可能溃烂，出现尿频、血尿和排尿疼痛症状，骶尾部疼痛，甚至周围淋巴结转移，严重的患者肿瘤可转移到肝、肺，甚至骨骼。

七、诊断和鉴别诊断

（一）诊断

当患者在门诊就诊时，医生会根据患者描述的临床症状和查体发现的体征来诊断疾病。多数直肠癌患者往往是出现了排便习惯和性状的改变、黏液或脓血便及恶心、呕吐、不完全性肠梗阻等症状才来医院就诊。医生接诊后会根据患者的临床症状和体征有一个初步判断，然后会做直肠指诊（图5-2），开具多种辅助检查来完善诊断。结合多种实验室检查、影像学资料、消化内镜以及病理学检查结果来确定直肠癌诊断。

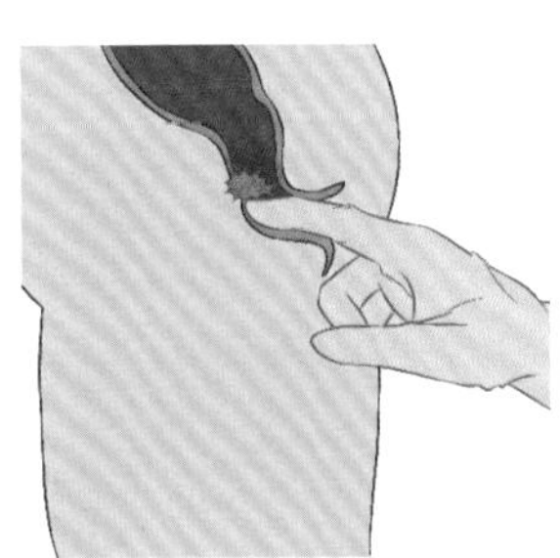

图5-2　直肠指诊示意图

（二）鉴别诊断

直肠癌主要与痔、肛瘘、息肉等疾病鉴别。痔和直肠癌不难鉴别。痔一般多为无痛性便血，血色鲜红，不与大便相混合；直肠癌便血常伴有黏液而出现黏液血便和直肠刺激症状。对便血患者必须常规行直肠指诊。肛瘘常由肛窦炎形成肛周脓肿所致。患者有肛周脓肿病史，局部红肿疼痛，与直肠癌症状差异较明显，较容易鉴别。症状为腹痛、腹泻，病变累及直肠可伴里急后重感，粪便为暗红色或紫红色，带血液及黏液。肠炎可导致肉芽及纤维组织增生，使肠壁增厚，肠腔狭窄，易误诊为直肠癌，纤维结肠镜检查及活检为有效的鉴别手段。直肠息肉一般无明显不适，少数患者会出现便血、息肉脱出、里急后重感，纤维结肠镜检查及活检为有效的鉴别手段。

八、辅助检查

直肠癌患者常见辅助检查见表5–1。

表5–1　直肠癌患者常见辅助检查

检查类别	类目	说明
实验室检查	血常规、肝功能、肾功能、电解质、凝血功能、大便常规、尿常规、输血前多项、肿瘤标志物、血型	—
影像学检查	腹部CT增强+平扫	—
	胸部CT平扫	—
	PET/CT	必要时
	肝MRI增强	分辨是否有肝转移
	盆腔MRI平扫	分辨是否有盆腔转移
	直肠薄层增强MRI	辅助诊断的重要检查
消化内镜	下消化道内镜	—
	超声内镜	—

续表5-1

检查类别	类目	说明
病理学检查	内镜活检	—
	手术切除后活检	外科手术或内镜切除术，可以送检整块组织以及淋巴结
	免疫组织化学检查	为了进一步了解肿瘤的情况
其他检查	心电图	—
	心脏彩超	年龄较大或心脏有问题的患者
	肺功能检查	需要手术的患者，或者年龄较大的患者
	下肢静脉彩超	恶性肿瘤患者几乎都具有血栓高风险

九、分期

直肠癌TNM分期系统（第8版）见表5-2。

表5-2　直肠癌TNM分期系统（第8版）

T分期	肿瘤在原发灶上生长的程度
TX	原发肿瘤不能评价
T0	没有原发肿瘤的证据
Tis	原位癌、黏膜内癌
T1	肿瘤侵入黏膜下层
T2	肿瘤侵入固有肌层
T3	肿瘤穿透固有肌层到达结直肠旁组织
T4	肿瘤侵犯脏层腹膜或侵袭播散至邻近器官或结构
T4a	肿瘤穿透脏层腹膜（包括通过肿瘤的肠穿孔和通过内脏腹膜表面的炎症区域的连续侵入）
T4b	肿瘤直接侵入或者黏附于邻近器官和结构

续表5-2

N分期	区域淋巴结转移情况
N0	无区域淋巴结转移
N1	1～3个区域淋巴结转移；无区域淋巴结转移，但浆膜下、肠系膜内或无腹膜覆盖的结肠/直肠周围组织内有肿瘤结节
N2	≥4个区域淋巴结转移
M分期	远处转移情况
M0	没有远处转移
M1	存在一个或多个远处部位、器官或腹膜转移

十、治疗

目前用于治疗直肠癌的主要方法包括手术治疗、内镜治疗、放疗、化疗、靶向治疗和免疫治疗等。

（一）手术治疗

1. 手术入路/微创方式

根治性手术入路：均在腹部。科技的发展带来了不少进步，腹腔镜手术、机器人手术等多种微创技术的应用大大减小了患者的创伤。

2. 切除范围和手术术式

肿瘤发生部位不同，手术术式有所不同，需要根据每个患者的具体情况来决定。通常情况下，针对直肠癌的根治性手术可以分为低位直肠前切除术、腹会阴联合切除术等（图5-3）。这些手术术式最大的区别为是否为患者保留肛门。

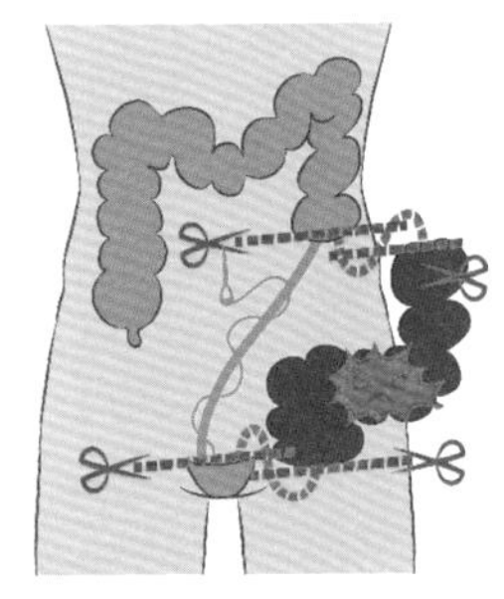

A. 低位直肠前切除术
（该术式保留肛门）

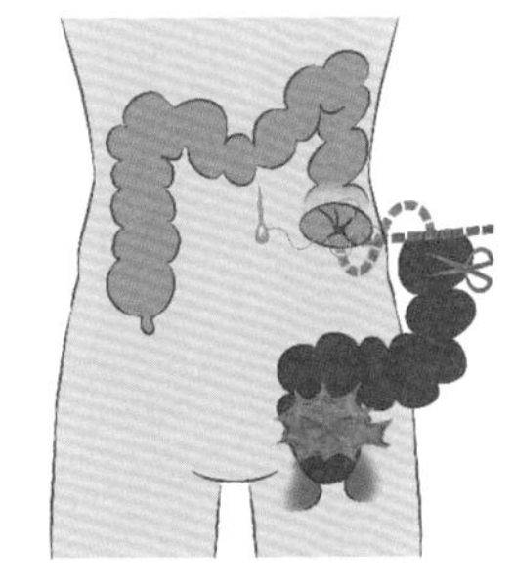

B. 腹会阴联合切除术
（该术式不保留肛门）

图5-3 直肠癌手术示意图

3. 淋巴结清扫术

直肠癌细胞可以通过淋巴管到达周围淋巴结，然后不断地向周围组织及上一级淋巴结浸润和转移。外科手术时，医生先通过一些手术技术将部分重要的血管起始部的淋巴结取出，然后离断需要切除的系膜，整块清扫区域淋巴结。

4. 消化道重建

接受保留肛门的直肠癌根治性手术后，需要进行消化道重建来保证消化道的连续性。根据肿瘤的部位以及是否需要预防性造瘘，直肠癌根治性手术后的消化道重建方式有一定的区别，需要根据患者的实际情况进行选择。

5. 造口手术

直肠癌患者可能因为多种不同的原因需要接受肠造口术来挽救生命。造口手术的具体内容以及造口的护理和自我护理见第四章“十、治疗”的相关内容。

（二）内镜治疗

1. 内镜切除指征

对手术指征的把控非常重要。临床医生会在手术时对患者需要治疗的病变部位进行全面评估，确定是否可以进行内镜切除。目前在临床中可以用内镜切除息肉，一些癌前病变如低级别上皮内瘤变/异型增生，以及一些分期特别早的直肠癌可用内镜治疗。

2. 内镜手术术式

用于治疗早期直肠癌的内镜手术术式有很多种，主要有内镜下黏膜切除术、内镜下黏膜剥离术、多环套扎黏膜切除术、内镜下分片黏膜切除术以及射频消融、冷冻治疗等，需要医生根据情况为患者推荐。已经有肠梗阻的患者还可以在内镜下放置支架缓解肠梗阻症状。

3. 术后处理和随访

内镜治疗后，医生会将切下来的组织进行病理学检查，再次明确肿瘤分期。部分患者病变分期较差，还需追加外科手术治疗。

（三）放疗

很多情况下医生会建议直肠癌患者接受放疗。以下问题是患者和家属常关心的问题。

1. 放疗时机

放疗时机取决于肿瘤发展到的阶段，侵犯的范围，放、化疗敏感性和患者的身体基础情况等。有时需要和化疗联合应用，同步放化疗。专科医生会权衡患者各方面的情况后决定具体治疗方案。

2. 放疗方式

放疗有多种方式，如外照射分次放疗、近距离放疗、立体定向放射手术、术中放疗等。医生常常运用调强适形放疗技术，该技术在靶区剂量分布、正常组织和器官保护等方面均表现优异，可减少放疗相关不良反应。

（四）化疗

化疗可以应用于直肠癌治疗的各个阶段，在直肠癌的治疗中起到至关重要的作用。对于手术可切除的直肠癌，在需要时可在术前或术后进行化疗。对于不可切除的直肠癌，可以进行根治性手术联合放、化疗或姑息性化疗。

常用方案：亚叶酸钙+氟尿嘧啶+伊立替康（FOLFIRI方案），奥沙利铂+卡培他滨（CAPOX/XELOX方案），氟尿嘧啶+亚叶酸钙（5-FU/LV方案），亚叶酸钙+氟尿嘧啶+奥沙利铂（FOLFOX方案）等。具体的方案、周期需要根据患者的具体情况制订。

（五）靶向治疗和免疫治疗

对于一些已经有远处转移的患者，在有条件的情况下，可以应用靶向治疗。

1. 直肠癌靶向治疗常用靶点和靶向治疗药物

直肠癌靶向治疗常用靶点和靶向治疗药物见表5–3。

表5–3　直肠癌靶向治疗常用靶点和靶向治疗药物

靶点	靶向治疗药物
人表皮生长因子受体2（HER2）	曲妥珠单抗（赫赛汀）
靶向血管内皮生长因子（VEGF）	雷莫卢单抗、阿帕替尼单抗
靶向人表皮生长因子受体（EGFR，erbB1）	西妥昔单抗、帕尼单抗

2. 直肠癌靶向治疗目前可用的免疫治疗药物

帕博利珠单抗、卡瑞利珠单抗等多种免疫检查点抑制剂在一定的情况下已经可以应用于直肠癌的治疗。医生会权衡多种因素，以确定免疫检查点抑制剂治疗是否适合患者。

十一、预防

（一）一级预防

减少高能量食物的摄入，多进食富含纤维素的食物，如水果、蔬菜，改善肠道菌群，保持大便通畅。戒烟限酒，多进行户外锻炼，晒太阳。适量摄入益生菌，改善肠道菌群。积极配合医生治疗癌前病变。

（一）二级预防

对高危人群而言，应该及早进行直肠癌筛查。筛查手段主要包括大便隐血试验以及下消化道内镜检查。在发现早期直肠癌的时候，应该及时进行正确的处理，防止直肠癌进一步发展。45岁之后，建议每1～2年或者2～3年自觉进行一次肠镜检查。对于存在直肠息肉的患者，应及时处理，不可拖延。当出现反复腹胀、腹痛、里急后重感、便血、脓血便、大便形状改变（由正常形状变成扁状、细长状）时，应及时就医。对于直肠癌高发人群需要进行定期普查。

（三）三级预防

直肠癌三级预防是指采取积极措施改善患者生活质量，促进康复，目的在于提高患者的生存率。

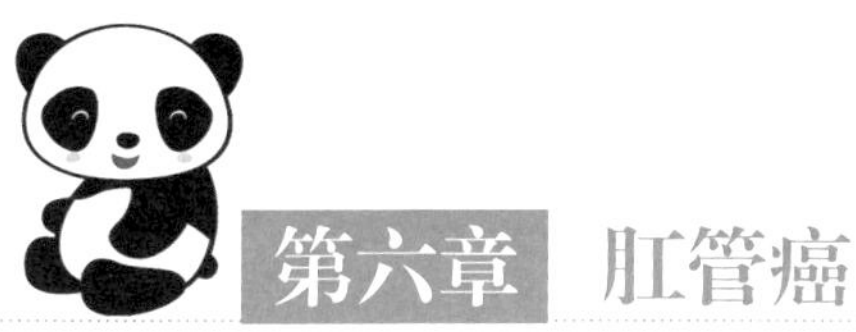

第六章　肛管癌

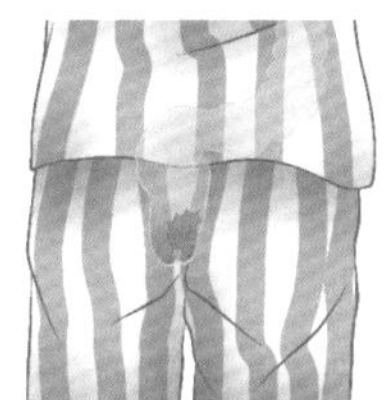

一、解剖结构

肛管是消化道的末端，上自齿线，下至肛缘，长度3～4cm。齿状线为直肠和肛管的交界线，由肛瓣及肛柱下端组成，呈锯齿状，又称梳状线。齿状线上下的血管、神经及淋巴来源均不同。

肛管的主要功能为排便。排便时，结肠蠕动有助于储存的粪便进入直肠中，直肠的壶腹部膨胀引起便意，肛管内外括约肌松弛，最终将粪便排至体外。

二、流行病学

世界卫生组织旗下权威统计机构（GLOBOCAN）2020年发布的统计数据显示，全球肛管癌新发患者数为50 865人，死亡人数为19 293人。虽然肛管癌是一种发病率较低的肿瘤，但是多个国家的肛管癌新发患者数和死亡人数正在逐渐增加。

三、发病机制

肛管癌的发病机制目前尚不明确，但可能是多因素作用导致多基因失控引起的，HPV感染是重要病因之一。此外，免疫力低下、肛门周围有慢性疾病、局部刺激和损伤均与肛管癌有关。

（一）HPV感染

多项研究表明，HPV感染是肛管癌重要的病因之一。

（二）免疫力低下

患者的免疫力与肛管癌有明显的相关性。艾滋病患者的肛管癌发病率明显增加。

（三）肛周的慢性疾病、局部刺激和损伤

肛周局部长期受刺激或损伤的人群以及有肛周慢性疾病的人群患肛管癌的风险明显比普通人群高。

（四）遗传因素

肛管癌有遗传倾向，具有肛管癌家族史的人群，发病率比正常人显著增加。

四、癌前病变

肛管癌的癌前病变有多种。HPV感染后可导致肛管鳞状上皮病变及肛管上皮内瘤变，常被认为是肛管鳞状上皮癌的癌前病变。

五、分类

肛管癌是发生在齿状线上方1.5cm处至肛缘的恶性肿瘤，按照病理类型分为鳞状细胞癌、基底细胞癌、恶性黑色素瘤和一穴肛原癌。

六、临床症状

肛管癌的主要症状有肛门疼痛、大便习惯及大便形状改变、肛门部位瘙痒伴分泌物增加、肛管内肿块、腹股沟淋巴结肿大、便血等，严重时可并发侵袭性症状。

（一）肛门疼痛

肛管癌早期患者没有明显的症状，癌肿溃疡形成后可出现局部疼痛，疼痛常是肛管癌的主要特征。疼痛呈持续性，便后加重。另外，患者常有肛门不适、异物感、瘙痒等症状（图6-1）。

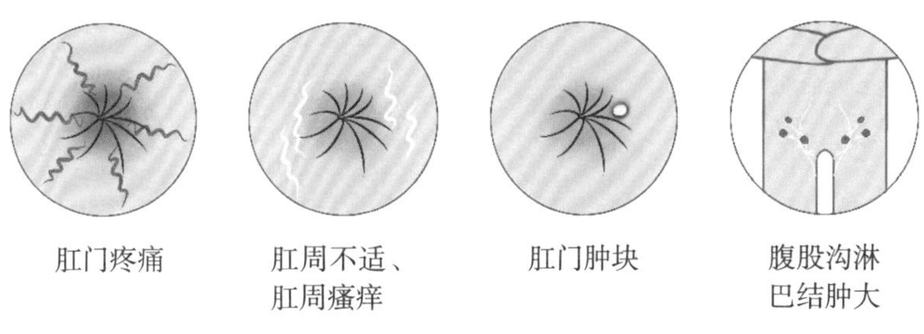

图6-1　肛管癌常见临床症状

（二）大便习惯及大便形状改变

肛管癌患者可能出现大便习惯改变，排便次数增加，常伴里急后重感或排便不尽感，有时伴有便秘、腹泻等症状；同时可能出现粪便形状改变，有时粪便表面有黏液或脓血。

（三）肛门部位瘙痒伴分泌物增加

由于肛管癌分泌物刺激肛管周围的皮肤，使患者肛门周围皮肤瘙痒，分泌物常常伴腥臭味。

（四）肛管内肿块

初起时肛管部出现小的硬结，逐渐长大后表面溃烂，形成溃疡，其边缘隆起，并向外翻转，呈紫红色，有颗粒结节，底部不平整，呈灰白色，质地较硬，有触痛，也有的呈息肉状。

（五）腹股沟淋巴结肿大

肛管癌患者就诊时常可发现一侧或双侧腹股沟淋巴结肿大，多个，质韧实或带有疼痛。由于肛管血液流动、淋巴回流，肛管癌可通过淋巴转移到腹股沟淋巴结。

七、诊断和鉴别诊断

当患者在门诊就诊时，医生会根据患者描述的临床症状和查体发现的体征来诊断疾病。医生接诊后根据患者的临床症状和体征有一个初步判断，会对患者进行肛管指诊，然后开具多种辅助检查来完善诊断。结合多种实验室检查、影像学资料、肛管镜、消化内镜以及病理学检查结果来确定肛管癌诊断。肛管癌主要需与直肠癌、痔、肛瘘、息肉等相鉴别。

八、辅助检查

肛管癌患者需要接受的辅助检查见表6-1。

表6-1　肛管癌患者需要接受的辅助检查

检查类别	类目	说明
实验室检查	血常规、肝功能、肾功能、电解质、凝血功能、大便常规、尿常规、输血前多项、肿瘤标志物、血型	—

续表6-1

检查类别	类目	说明
影像学检查	腹部CT增强+平扫	—
	胸部CT平扫	—
	PET/CT	必要时
	肝MRI增强	分辨是否有肝转移
	盆腔MRI平扫	分辨是否有盆腔转移
消化内镜	下消化道内镜	鉴别是否为结直肠肿瘤
	肛门镜检查	—
病理学检查	内镜活检	—
	手术切除后活检	外科手术或内镜切除术，可以送检整块组织以及淋巴结
	免疫组织化学检查	为了进一步了解肿瘤的情况
其他检查	心电图	—
	心脏彩超	年龄较大或心脏有问题的患者
	肺功能检查	需要手术的患者，或者年龄较大的患者
	下肢静脉彩超	恶性肿瘤患者几乎都具有血栓高风险

九、分期

肛管癌TNM分期系统（第8版）见表6-2。

表6-2 肛管癌TNM分期系统（第8版）

T分期	肿瘤在原发灶上生长的程度
TX	原发肿瘤不能评价

续表6-2

T0	没有原发肿瘤的证据
Tis	高级别鳞状上皮内病变
T1	肿瘤直径2cm或以下
T2	肿瘤直径超过2cm但不超过5cm
T3	肿瘤直径超过5cm
T4	任何大小的肿瘤侵犯邻近器官，如阴道、尿道、膀胱
N分期	区域淋巴结转移情况
N0	无区域淋巴结转移
N1	腹股沟、直肠系膜、髂内或髂外淋巴结转移
N1a	腹股沟、直肠系膜或髂内淋巴结转移
N1b	髂外淋巴结转移
N1c	髂外淋巴结转移，且伴有其他的N1a
M分期	远处转移情况
Mx	远处转移无法评价
M0	影像学检查无远处转移
M1	存在远处转移

十、治疗

目前肛管癌的主要治疗方法包括化疗、放疗，外科手术在一定情况下也能应用于肛管癌的治疗。

（一）外科手术治疗

1. 切除范围和手术术式

手术可分为局部切除手术和根治性手术。局部切除手术主要应用于分期较早的肛管癌患者。根治性手术现在主要针对局部进展或复发的患者。根治性手术和直肠癌根治性手术类似，需要进行腹会阴联合切除术，并进行永久性结肠造瘘术（图6–2）。

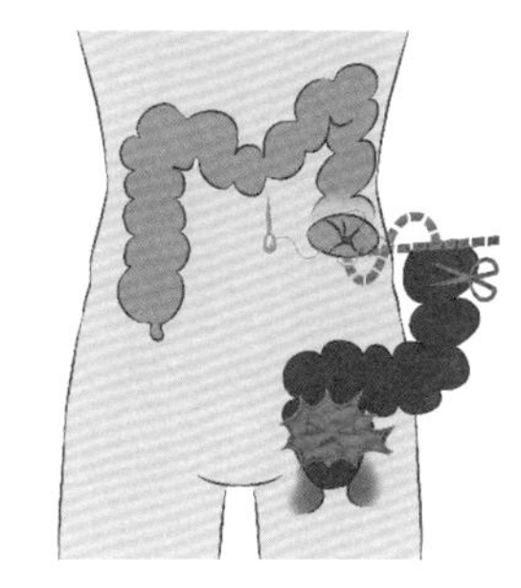

图6–2　肛管癌手术示意图
橙色虚线部分：切除上切缘范围；
蓝色实线处：可能的造瘘部位

2. 淋巴结清扫术

对于伴有腹股沟淋巴结转移的患者，有时需要进行腹股沟淋巴结清扫术。具体的手术方式和手术时机的选择需要根据患者具体的情况来决定。

3. 造口手术

接受腹会阴联合切除术的患者因为切除了肛门，需要将一部分肠子连接到腹部皮肤进行永久造瘘，以排出粪便。这样的造瘘口是无法还纳的。对于进行括约肌间切除术和低位前切除术的患者，有时需要进行预防性回肠造口，这样的造瘘口在造口数月之后经过医生仔细评估，有时可以进行造口还纳。

（二）放疗

很多情况下医生会建议肛管癌患者接受放疗。放疗可以控制肿瘤生长、降低肿瘤分期，还可以显著缓解患者的一些临床症状，如出血、疼痛等，起到提高生活质量、改善一般状况的作用。很多临床研究发现，对于部分非转移性肛管癌患者，化疗同步放疗可以使肿瘤完全消退。肿瘤病期晚、高龄、心肺功能差或合并多发基础疾病而不考虑手术治疗者，可考虑全身治疗联合放疗。以下问题是患者和家属常关心的问题。

1. 放疗时机

放疗时机取决于肿瘤发展到的阶段，侵犯的范围，放、化疗敏感性和患者的身体基础情况等。有时放疗需要和化疗联合应用，同步放、化疗。专科医生会权衡患者各方面的情况后提出建议。

2. 放疗方式

放疗有多种不同的方式，如外照射分次放疗、近距离放疗、立体定向放射手术、术中放疗等。医生常常运用调强适形放疗技术和立体定向放射手术，这些技术在靶区剂量分布、正常组织和器官保护等方面均表现优异，可减少放疗相关不良反应。

（三）化疗

化疗在肛管癌的治疗中起到至关重要的作用。很多临床研究发现，对于部分非转移性肛管癌患者，化疗同步放疗可以使肿瘤完全消退。目前，化疗同步放疗的方案在肛管癌患者治疗中广泛使用。肿瘤分期、位置以及肿瘤性质不同，治疗方案和周期有较大的差异。

常用方案：5-FU+丝裂霉素+同步放疗，卡培他滨+丝裂霉素+同步放疗，5-FU+顺铂+RT，卡铂+紫杉醇等。具体的方案、周期需要根据患者的具体情况制订。

十一、预防

（一）一级预防

尽可能保持饮食多样化，多吃含有维生素和纤维素的新鲜蔬菜水果。少吃亚硝酸盐含量高的食物，如腌制蔬菜。忌吃可疑有黄曲霉毒素的食物，如久存的玉米粉、发霉的水果等，黄曲霉毒素可能诱发消化道肿瘤。

（二）二级预防

对高危人群而言，应该及早进行肿瘤筛查，定时去医院体检。

（三）三级预防

肛管癌的三级预防是指采取积极措施改善患者生活质量，促进康复，目的在于提高患者的生存率。